Peter K. Köhler

Gesund mit Apfelessig

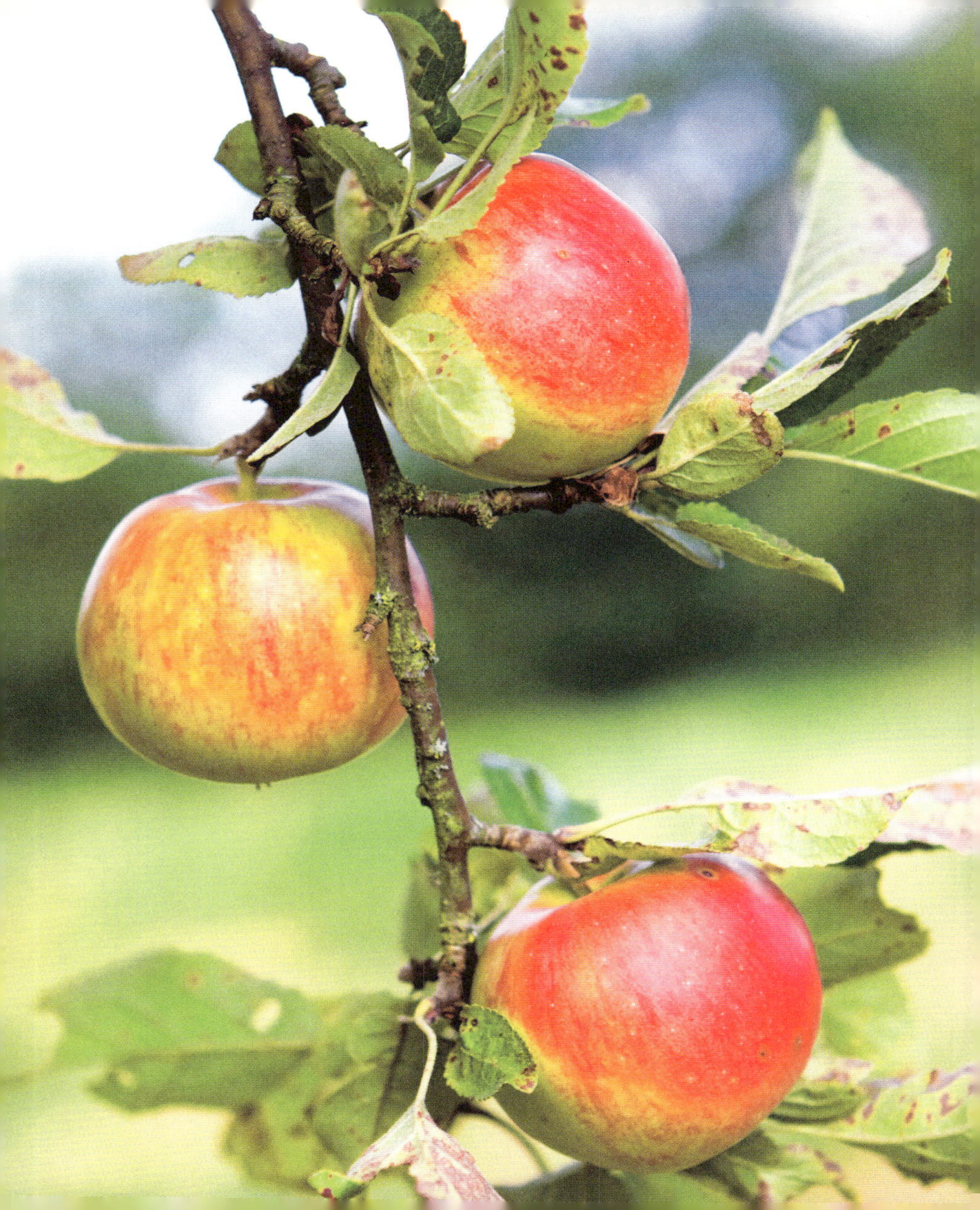

Peter K. Köhler

Gesund mit Apfelessig

- Sanft und hochwirksam
- Anwendungen für Gesundheit, Wohlbefinden und Schönheit
- Kochrezepte für eine gesunde Küche

HERBiG Hausapotheke

Die Ratschläge in diesem Buch sind von Autor und Verlag sorgfältig geprüft, dennoch kann keine Garantie übernommen werden. Jegliche Haftung des Autors bzw. des Verlages und seiner Beauftragten für Gesundheitsschäden sowie Personen-, Sach- und Vermögensschäden ist ausgeschlossen.

Besuchen Sie uns im Internet unter:
www.herbig-verlag.de

Umschlaggestaltung: Wolfgang Heinzel
Coverphoto: shutterstock
Lektorat und Bildredaktion: Gabriele Berding
Satz: Birgit Veits
Gesetzt aus der 9,5/13,5 Utopia
Druck und Binden: Print Consult GmbH, Grünwald b. München
Printed in EU
ISBN: 978-3-7766-2638-4

Inhalt

Vorwort

Liebe Leserin, lieber Leser,
kaum einem anderen Mittel der Volksmedizin werden derart viele Heilwirkungen zugeschrieben wie dem Apfelessig. Das ist verständlich, denn bereits sein Ausgangsprodukt, der Apfel, gilt als Sinnbild der Gesundheit: Kinder, die vom Spielen im Garten ins Haus zurückkommen, haben »Apfelbäckchen«; wer gesunde, gepflegte Zähne hat, kann »kraftvoll zubeißen« – in einen prallen Apfel. In den USA sagt der Volksmund: »One apple a day keeps the doctor away«, was man so übersetzen könnte: »Wer täglich einen Apfel isst, macht seinen Doktor arbeitslos.«

Tägliches Apfelessen war meist möglich, standen doch Äpfel seit Jahrtausenden, weil sie gut zu lagern sind, fast das ganze Jahr über in großen Mengen zur Verfügung. Sie waren immer wichtige Lieferanten für Vitamine, Mineralstoffe und Spurenelemente. Und sie erwiesen sich in über Jahrhunderte weitergegebenen Hausrezepten als heilsam – oft sogar mit scheinbar paradoxen Wirkungen. So bringen Äpfel – im Ganzen gegessen – eine träge Verdauung in Schwung und beseitigen Verstopfungen. Geschält und fein gerieben bewirken sie genau das Gegenteil und stoppen Durchfall.

Vor Jahrtausenden hat der Mensch den Apfelbaum aus dem Wald geholt, weil er wohlschmeckende Früchte trägt und so das Wohlbefinden der Menschen steigert. In Zeiten, in denen es nur wenige Ärzte gab und kaum Menschen, die sich deren Dienste leisten konnten, beobachteten vor allem Mütter, welche heilsamen Wirkungen zu erwarten waren, wenn

man Äpfel aß. Nicht alles davon hat sich auf Dauer als richtig erwiesen. Noch heute ranken sich Legenden um angebliche Heilwirkung von Äpfeln und dem aus ihnen gekelterten Essig.
Ernährungswissenschaftler und Ärzte sagen heute zu Recht, dass viele Heilwirkungen, die dem Apfelessig zugeschrieben werden, aus streng naturwissenschaftlicher Sicht zumindest fragwürdig sind. Vor allem seien die Mengen an Inhaltsstoffen viel zu gering, als dass man ihnen eine echte Heilwirkung zuschreiben könnte.
Aber – und das ist entscheidend – immer mehr Menschen erfahren diese Heilwirkungen am eigenen Leib. Und ob sich dafür naturwissenschaftliche Belege finden lassen, ist letztlich vollkommen egal. Das Einzige, was zählt, ist die Linderung von Beschwerden und die Heilung von Krankheiten, die nach der innerlichen oder äußerlichen Anwendung des Apfelessigs verzeichnet werden. Denn die nachweisliche Linderung von Leid ist wichtiger als die Frage, auf welchem Weg sie zustande kam und ob dies alles auch hieb- und stichfest nachweisbar ist.
Der amerikanische Mediziner Dr. Deforest Clinton Jarvis gehörte zu den Ärzten, denen die Gesundheit und das Wohlergehen seiner Patienten wichtiger waren als die akademischen Lehren der Medizin. Er beobachtete und dokumentierte mit wissenschaftlicher Genauigkeit, was die Menschen in seiner Heimat Vermont mithilfe des Apfelessigs an Erfolgen bei Mensch und Tier erzielten. Das war die Richtschnur, an der er seine Therapie ausrichtete. Zu Recht gilt er als der Begründer der modernen Apfelessig-Heilkunde.
Dieses Buch möchte Sie dazu anregen, die vielfältigen Heilwirkungen des Apfelessigs selber auszuprobieren. Die Anwendung von Apfelessig ist frei

von Nebenwirkungen – von sehr seltenen allergischen Reaktionen abgesehen. Um die volle Bandbreite seiner Wirkungen zu erfahren, können Sie aber auch Ihr eigenes Wissen, z. B. um die Kraft von Heilkräutern, mit einsetzen, um für spezielle Probleme und Beschwerden ganz eigene, individuelle Anwendungen mit Apfelessig auszuprobieren.
Sie werden das Gleiche erleben wie ich: Apfelessig ist kein Wundermittel, aber ein wunderbares Mittel gegen viele Beschwerden des Alltags. In diesem Sinne wünsche ich Ihnen viel Freude und gute Erfolge mit diesem Buch!

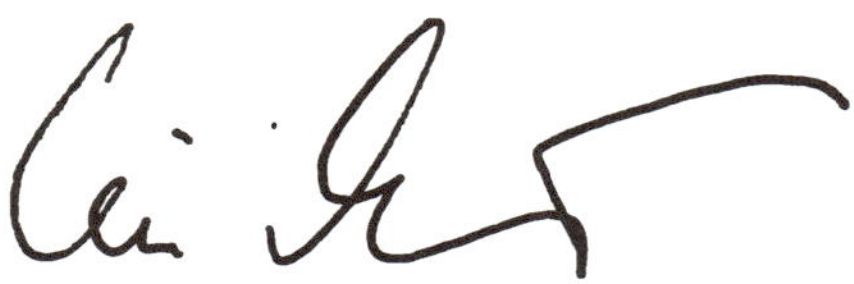

Apfelessig in Volksmedizin, Körper- und Schönheitspflege und Küche

Heilmittel seit Jahrtausenden

Vermutlich verwenden Menschen in Europa, Asien und Amerika Apfelessig bereits seit vielen Jahrhunderten nicht nur zum Würzen und Haltbarmachen von Obst, Gemüse, Fleisch und Fisch, sondern entdeckten bald, dass die saure Flüssigkeit auch bei zahlreichen Beschwerden, Krankheiten und Verletzungen eine spürbare Linderung und Besserung bewirkt.

Im Lauf der Zeit wurde dieses Wissen fester Bestandteil der sogenannten Volksmedizin, also des heilkundlichen Wissens, das in den Familien von Generation zu Generation weitergegeben wurde. Vor allem die Frauen kannten die heilsamen Eigenschaften des Apfelessigs, wie auch vieler Kräuter und anderer Mittel, denn zu ihren Aufgaben gehörte die Versorgung der Kranken und Verletzten. Es war oft pure Not, die dazu führte, dass manche Frauen mit ihrem Heilwissen nicht nur ihre Angehörigen, sondern auch Nachbarn und andere Menschen behandelten. Denn es gab nur sehr wenige Ärzte und deren Behandlung konnten sich einfache Menschen in aller Regel nicht leisten.

Abgesehen davon waren die Menschen es gewohnt, sich in allen Bereichen weitestgehend selber zu versorgen, denn wer nicht gerade in einer großen Stadt lebte, musste oft mehrere Tage reisen, um z. B. einen Händler, einen Weber oder eben auch einen Arzt zu erreichen.

Im Lauf der Zeit entwickelte sich aus den zahllosen Rezepten, die in den Familien weitergegeben und in den Dörfern und Städten untereinander ausgetauscht wurden, ein umfassendes Heilwissen, das als Volksmedizin bekannt und zum großen Teil bis heute überliefert ist. Auch die Ärzte griffen viele Mittel und Methoden der Volksmedizin auf und bauten sie in ihre Behandlungen ein. Selbst die moderne, naturwissenschaftlich ausgerichtete Medizin hat weitaus mehr als Wadenwickel und kalte Kompressen aus der Volksmedizin übernommen. Viele seit altersher genutzte Heilpflanzen und Mineralien wurden wissenschaftlich untersucht, ihre wirksamen Bestandteile werden bis heute für Tabletten, Tropfen und Tinkturen verwendet.

Für die Menschen im nordamerikanischen Bundesstaat Vermont war es zu Beginn des vergangenen Jahrhunderts das Natürlichste auf der Welt, für sich und ihre Tiere Heilkräuter und andere Mittel der Volksmedizin zu nutzen, ehe sie zum Arzt gingen. Vor allem aber beugten die Bauern in der rauen, von Wind und Wetter zerzausten Landschaft möglichen Krankheiten durch eine naturverbundene Lebensweise vor – und durch das tägliche Trinken von einem oder mehreren Gläsern mit Wasser verdünntem Apfelessig. Und nicht nur das: Viele Bauern gossen ihren Kühen und Kälbern Apfelessig-Wasser zum Futter in den Trog.

Auch der junge Arzt Dr. Deforest Clinton Jarvis (1881–1945) beobachtete dies immer wieder und forschte nach, warum die Bauern ihren Kühen Apfelessig gaben. In seinem weltweit erfolgreichen Buch »5 x 20 Jahre leben« schreibt er: »Als ich mich dann in (der Kleinstadt) Barre als Spezialarzt für Augen-, Ohren-, Nasen- und Halskrankheiten niederließ, kam ich bald mit einer völlig anderen Art von Medizin in Berührung, mit der ich mich ernsthaft befassen musste, wollte ich das Vertrauen der hiesigen Landbevölkerung gewinnen, das heißt, der Menschen, die hier seit langer Zeit weitab vom großen Verkehr in enger Verbundenheit mit Grund und Boden lebten. Ihre Volksmedizin hatte mit dem, was ich gelernt hatte, wenig zu tun.«

So wollte es dem Hals-Nasen-Ohren- und Augenarzt zunächst nicht einleuchten, dass sich eine Halsentzündung durch das Kauen von frischem Tannenharz innerhalb eines Tages heilen lässt. Anstatt solche uralten Hausmittel einfach als Humbug abzutun, wie es die meisten wissenschaftlich ausgebildeten Ärzte tun, begann Dr. Jarvis, die Volksmedizin in Vermont zu erforschen und zu verordnen, wenn er ihre Wirksamkeit nach wissenschaftlichen Regeln überprüft hatte. Und nicht nur das: Bei medizinischen Kongressen traf er auf Kollegen, die sich ebenfalls mit speziellen Heilmitteln und Behandlungsmethoden der Volksmedizin befassten. Aus diesen Fachgesprächen heraus entwickelte sich eine Studiengruppe von 50 amerikanischen Ärzten, die ihre Beobachtungen regelmäßig durch Rundschreiben untereinander austauschten. Unter den Mitgliedern waren auch renommierte Hochschulprofessoren.

Dr. Jarvis, der aus einer seit fünf Generationen in Vermont ansässigen Familie stammte, beobachtete unter anderem, dass Kühe, die auf ausgelaugten, mineralarmen Wiesen weideten, oftmals unfruchtbar waren. Er riet den Bauern dann, ihnen täglich etwas mit Wasser verdünnten Apfelessig unter das Futter zu mischen. Bald darauf wurden die Kühe trächtig und brachten – meist sogar ohne menschliche Hilfe – gesunde, kräftige Kälber zur Welt. Der Arzt war davon überzeugt, dass Mittel, die Tieren helfen, auch den Menschen nützen können. Oft blieben nämlich auch

die Ehen der Bauern in den betroffenen Gebieten kinderlos – es sei denn, die Bäuerinnen tranken täglich ein oder mehrere Gläser Wasser, in die sie je einen oder zwei Teelöffel Apfelessig und Honig mischten.
Mineralienmangel machte Dr. Jarvis als Ursache für diese und andere Probleme bzw. Krankheiten aus, bei denen Apfelessig seine heilsame Wirkung entfaltet. Da in Vermont seit Menschengedenken unzählige Apfelbäume stehen, war der aus dem Saft gewonnene Essig praktisch in jedem Haus verfügbar.
Im Lauf der Jahre untersuchte und testete er mit wissenschaftlicher Genauigkeit unzählige Mittel und Methoden der Volksmedizin, von denen ihm die bodenständigen Menschen in seiner Vermonter Heimat berichteten. Sehr oft spielte dabei der Apfelessig eine entscheidende Rolle, auch wenn zum Teil weitere Stoffe wie Rizinusöl, Granitmehl, Algen oder Jodtinktur verwendet wurden. Die Wirkungen des Essigs, so erkannte der erfahrene Arzt, können sich nur dann voll entfalten, wenn man Honig mit seinen wertvollen Mineralien, Enzymen und Vitaminen dazugibt. Aus dieser Erkenntnis entwickelte er das Grundrezept für seinen universell einsetzbaren Apfelessig-Honig-Trunk.

Das Apfelessig-Grundrezept nach Dr. Jarvis

In Vermont wurde und wird Apfelessig gegen viele Krankheiten und Beschwerden buchstäblich von Kopf bis Fuß eingesetzt: Haarausfall durch Hauterkrankungen, Schnupfen sowie verstopfte Nasen und Nebenhöhlen, Erkältungen der oberen Luftwege und der Lunge, Übelkeit, Durch-

Frauen kümmern sich traditionell auch um die Gesundheit ihrer Familie. Apfelessig gehört schon lange in die Hausapotheke.

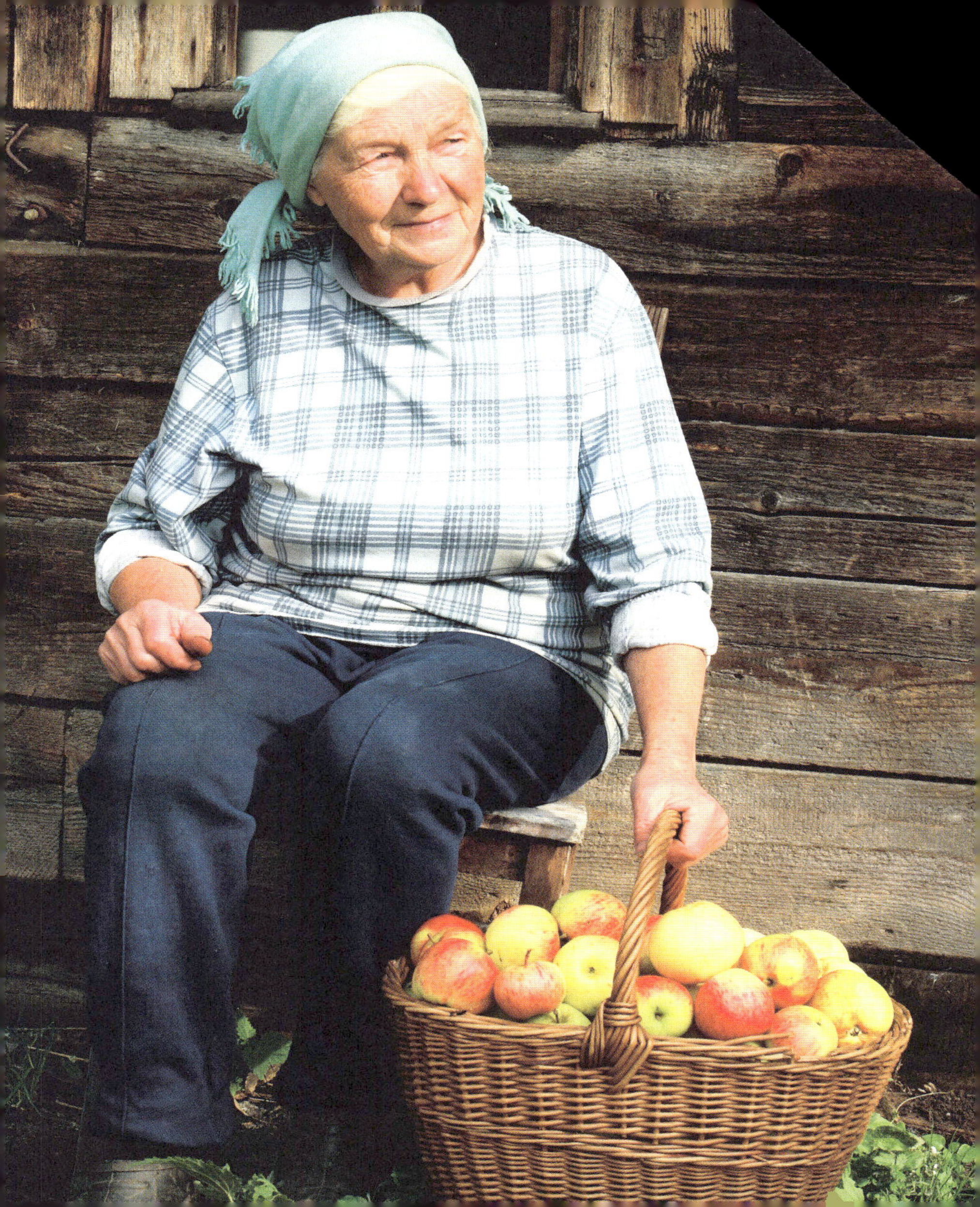

nfruchtbarkeit, Warzen, Wunden, Gelenkentzündungen, Fußpilz … die Liste ließe sich noch lange fortsetzen.

Das Grundrezept für den Apfelessig-Trunk nach Dr. Jarvis:
Nehmen Sie ein Glas mit 0,2 l nicht zu kaltem Wasser und rühren Sie ein bis zwei Teelöffel Apfelessig und die gleiche Menge guten Honig hinein. Ist Ihnen der Trunk zu sauer, können Sie auch mehr Honig zugeben. Trinken Sie ihn schluckweise verteilt über etwa eine Viertelstunde. Nehmen Sie anfangs immer nur einen Teelöffel Apfelessig, bis Sie sich an den Geschmack gewöhnt haben. Dann können Sie zwei Teelöffel Essig einrühren.

Tun Sie Ihrem Körper wirklich etwas Gutes, wenn Sie Apfelessig einnehmen? Dr. Jarvis, ein akademisch ausgebildeter »Schulmediziner«, beschreibt in seinen Büchern eine Reihe von Heilwirkungen, die er mit naturwissenschaftlicher Genauigkeit untersucht und dokumentiert hat. Außerdem übertrug er viele Behandlungsmethoden für Tiere, die er bei Farmern kennengelernt hatte, auf Krankheiten und Beschwerden des Menschen.
Natürlich standen ihm vor 100 Jahren nicht die ausgetüftelten biochemischen und technischen Methoden und Geräte zur Verfügung, wie sie heute schon zur Ausstattung von Chemiesälen an unseren Schulen gehören. Auch ist die Wissenschaft heute um Welten weiter als damals. Aus heutiger Sicht mögen Ärzte und andere Naturwissenschaftler daher viele

seiner Erklärungen und Interpretationen mit Schmunzeln und Kopfschütteln lesen. Manches ist, wie man heute weiß, auch schlichtweg falsch. Was aber bleibt, ist die unumstößliche Tatsache, dass Dr. Jarvis Heilungserfolge beobachtet hat, die eindeutig auf Apfelessig zurückzuführen sind.

Und genauso eindeutig macht es sich die Naturwissenschaft zu einfach, wenn sie dem Apfelessig in Bausch und Bogen jede Heilwirkung abspricht – ohne dies je wirklich genau untersucht zu haben.

Abgesehen davon kennt die Volksmedizin die unterschiedlichsten Heilmittel. Hätte der Apfelessig seine große und vielseitige Wirksamkeit nicht immer wieder eindrucksvoll bewiesen, dann hätte er sich nicht über Jahrhunderte, ja sogar Jahrtausende hinweg in den verschiedensten Regionen der Erde als eines der meistgebrauchten Hausmittel erhalten.

Erfreulicherweise wächst aber andererseits die Zahl der Mediziner, die ihren Patienten sogar raten, es zunächst mit Apfelessig zu versuchen, ehe sie aufwendige, teure Untersuchungen anordnen oder synthetisch hergestellte Medikamente verschreiben. Auch wenn die Mediziner wegen angeblich fehlender wissenschaftlicher Beweise nicht an die Mittel und Methoden der Volksmedizin glauben, setzt sich langsam ein Umdenken durch, das ein sehr bekannter deutscher Krebsarzt kürzlich bei einem Symposium kurz und bündig so ausdrückte: »Wer heilt, hat recht.«

Diese Einsicht sollten auch Sie sich zu eigen machen. Auch wenn ein Haupteinwand der Kritiker medizinisch kaum zu widerlegen ist, nämlich dass in ein, zwei Teelöffeln Apfelessig viel zu wenig Enzyme, Pektine, Essigsäure, Mineralien und andere Wirkstoffe enthalten seien, um tatsächlich eine Heilwirkung hervorzurufen. Außerdem werden die Wirkungen und Einsatzgebiete des Apfelessigs von einigen wenigen Heilpraktikern und heilkundigen Laien übertrieben dargestellt … und natürlich ist Apfelessig kein Wundermittel ohne jede Nebenwirkung!

Wenn Sie erstmals Apfelessig verwenden, achten Sie bitte genau auf die Reaktion Ihres Organismus. Manche Menschen bekommen Sodbrennen oder Magenschmerzen, wenn sie den Apfelessig-Trunk zu sich genommen haben. In diesem Fall sollten Sie Ihren Arzt aufsuchen, denn Ursache dafür könnte eine Magenerkrankung sein, die behandelt werden sollte. In seltenen Fällen können auch allergische Reaktionen, z. B. Hautjucken oder ein Ausschlag auftreten. Dann dürfen Sie Apfelessig nicht mehr verwenden – weder als Heilmittel noch zum Würzen in der Küche.

Aber richtig ist eben auch, dass Apfelessig in vielen Fällen ein bewährtes, hochwirksames Hausmittel ist. Dabei spielt es keine Rolle, warum das so ist und dass die biochemischen Wirkungsmechanismen bis heute nicht aufgeklärt wurden. Das Gleiche trifft übrigens nicht nur z. B. auf die Homöopathie und viele andere Naturheilverfahren zu, auch in der angeblich streng naturwissenschaftlich arbeitenden Medizin werden bestimmte Medikamente auch gegen Krankheiten eingesetzt, für die sie ursprünglich gar nicht entwickelt wurden. Sie haben sich einfach – sozusagen als unerwartete Nebenwirkung – auch gegen diese Erkrankungen als wirksam erwiesen. Ärzte wissen im Übrigen nicht immer genau, warum z. B. eine bestimmte Schnitttechnik bei Operationen bessere Erfolge bringt als andere oder Medikamente bei manchen Patienten Nebenwirkungen hervorrufen, bei anderen dagegen nicht.

Schön und gepflegt mit Apfelessig

Wer gepflegt und schön ist, fühlt sich einfach körperlich und seelisch wohler. Auf dem Weg dahin kann Apfelessig Ihnen auf einfache Weise und erstaunlich preiswert weiterhelfen. Denn die organische Essigsäure wirkt – in der richtigen Verdünnung – mild und dennoch gründlich reinigend, desinfizierend, geruchshemmend und anregend. Das sind die besten Voraussetzungen für eine hervorragende Haut- und Haarpflege. Denn eine solche Apfelessig-Wasser-Mischung greift den natürlichen Säuremantel der Haut nicht an.
Ob als Badezusatz, in verschiedenen Gesichtsmasken und Gesichtswassern, in Cremes z. B. gegen trockene, rissige Hände, als Haarspülung oder in einem Shampoo, einer Essenz gegen Haarausfall oder als Fußbad gegen Hornhautschwielen, Hühneraugen oder Fußschweiß – mit Apfelessig pflegen Sie sich von Kopf bis Fuß. Und das – außer bei den wenigen Menschen, die gegen Äpfel allergisch sind – ohne Angst vor irgendwelchen unerwünschten Nebenwirkungen.

Apfelessig in der Küche

Am einfachsten kommen Sie und Ihre Lieben in den Genuss der heilsamen und anregenden Wirkungen des Apfelessigs, wenn Sie ihn regelmäßig in der Küche verwenden. Dabei brauchen Sie keine Sorge zu haben, dass sie ihn höher dosieren, als es für Ihre Gesundheit gut wäre. Ob in Marinaden, Soßen, Mayonnaisen, in Eintöpfen und Fleischgerichten oder sogar in raffinierten Desserts – Apfelessig enthält neben seiner Säure so viele Aromastoffe, dass Sie mit kleinen Mengen auskommen, um die Speisen optimal zu würzen.

Am besten nutzen Sie die heilsamen Bestandeile des Apfelessigs bei Gerichten, die nicht gekocht werden. Denn viele Vitamine und andere organische Substanzen sind nicht hitzestabil. Sie zerfallen daher nach und nach während des Kochens. Dies können Sie oft umgehen, indem Sie den Apfelessig möglichst spät oder erst nach dem Kochen zusetzen. Im Schwäbischen isst man Linsen gern leicht gesäuert. In vielen Familien steht daher eine Flasche Apfelessig mit auf dem Tisch, wenn es die beliebten »Linsen mit Saitenwürst (Wiener) und Spätzle« gibt. Auf diese Weise kommt daher frischer, nicht gekochter Essig auf den Teller und darüber hinaus hat jeder Esser die Möglichkeit, ihn individuell nach seinem Geschmack zu dosieren.

Äpfel und Apfelessig – Steckbrief

Apfelsorten, Standorte – Botanisch-Gärtnerisches

Wenn Sie heute in einen frisch geernteten Apfel beißen, um den herrlich vielfältigen, säuerlich-süßen Geschmack und den zart-fruchtigen Duft aufzunehmen, dann genießen Sie – botanisch gesprochen – das Ergebnis eines Evolutionsprozesses, der 65 bis 70 Millionen Jahre gedauert hat und noch immer im Gang ist. Denn die ersten Vorfahren der heutigen Apfelbäume fanden in den tropischen und subtropischen Gebirgstälern Südostasiens ideale Lebensbedingungen: viel Sonnenschein, ausreichend Regen und Nährstoffe im Boden.
Im Tertiär, der Zeit bis vor 2,5 Millionen Jahren, entwickelten sich die unmittelbaren Vorfahren der heutigen Apfelarten auf der gesamten Nordhalbkugel der Erde – zunächst u. a. in Nordamerika und China. Vom Himalaja aus verbreiteten sich die Bäume westwärts und gelangten zunächst in den Kaukasus. Dort entwickelten sich die wertvollsten Arten mit – für damalige Verhältnisse – großen Früchten. Sie wurden ganze drei bis fünf Zentimeter groß und waren für den heutigen Geschmack auch nicht wirklich süß.
Trotzdem waren die Mini-Äpfel für die Menschen, die vor einigen zehntausend Jahren dort einwanderten, vermutlich eine sehr beliebte Leckerei. Erst mit der Völkerwanderung gelangten wertvolle Apfelarten zu uns nach Mitteleuropa. Der Holzapfel, den man noch gelegentlich an naturbelassenen Standorten finden kann, hat übrigens trotz seiner botani-

schen Verwandtschaft zur Entwicklung heutiger Apfelsorten nichts beigetragen.
Um 3000 v. Chr. wurden die Menschen sesshaft und begannen, die Samen der größten und süßesten Äpfel, die sie in den Wäldern gepflückt hatten, bei ihren Siedlungen auszusäen. Diese Bäume hegten sie und suchten immer wieder die Bäume mit den wertvollsten Früchten aus, um deren Kerne auszusäen. Nach und nach entstanden so die ersten Kultursorten. Der griechische Philosoph Theophrast (um 300 v.Chr.) benennt in seiner »Geschichte der Pflanzen« bereits sechs in seiner Heimat kultivierte Apfelsorten, Plinius der Ältere beschrieb um 50 n. Chr. bereits 23 im Römischen Reich bekannte Apfelsorten.
Bei uns in Mitteleuropa förderten insbesondere Klöster sowie einige Fürsten den Obstbau, um die Menschen mit gesunden und nahrhaften Früchten zu versorgen. Insgesamt spielte der Obstbau bis zum 18. Jahrhundert in Deutschland nur in den wenigen Anbaugebieten wirtschaftlich eine bedeutende Rolle. Denn es fehlte an Transportmöglichkeiten, um die Früchte in weiter entfernte Regionen zu bringen.
Doch der Obstbau für den Eigenverbrauch wurde durchaus gefördert. Die Kurfürsten August I. von Sachsen (1553–1586) und Friedrich Wilhelm von Brandenburg (1640–1688) etwa erließen »Ehestandsbaumgesetze«, nach denen Brautpaare vor der Trauung etliche Obstbäume pflanzen oder veredeln mussten. Unter König Friedrich I. von Preußen (1712–1786) musste jedes Dorf eine bestimmte Anzahl von Apfel-, Birnen-, Kirsch- und Pflaumenbäumen pflanzen.
So begann die Apfelzucht, wie sie noch heute – natürlich mit wissenschaftlich verfeinerten Methoden in Sortenzucht und Anbau – betrieben

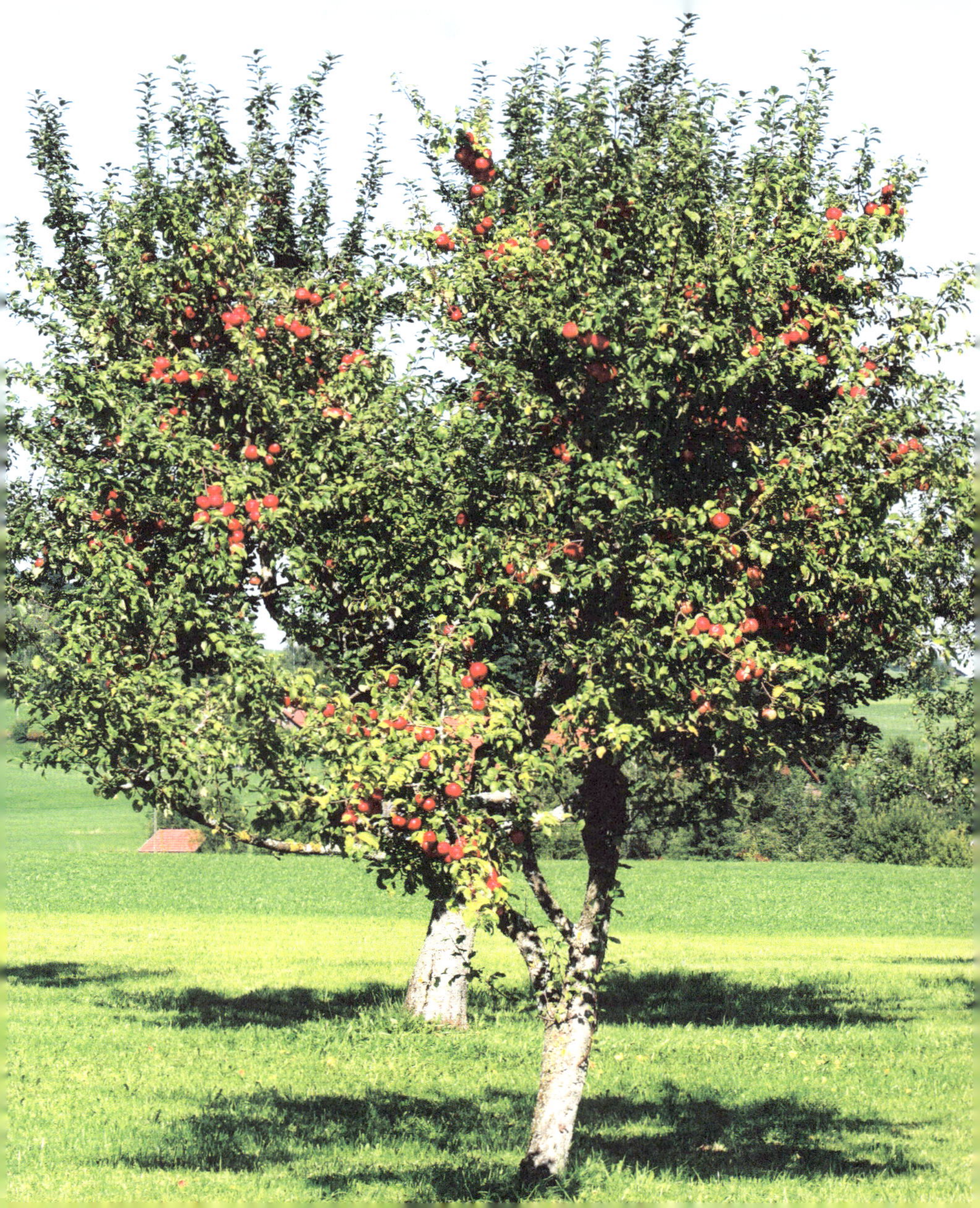

wird. Und das mit großem Erfolg, denn weltweit ernten Obstbauern in jedem Jahr etwa 66 Millionen Tonnen Äpfel – Tendenz steigend. Aus dem weitaus größten Teil davon pressen Keltereien Apfelsaft. Nur wenige Prozent davon gelangen in die Wein- und Essigproduktion.

Äpfel auf Streuobstwiesen
In vielen alten Obstbaugebieten haben sich bis heute Streuobstwiesen erhalten. Auf den Wiesen pflanzen die Bauern Obstbäume oft sehr alter, seltener Sorten und kultivieren sie ohne synthetische Dünger und Behandlungsmittel. Alte Streuobstwiesen sind sozusagen ein reichhaltiges »lebendes Archiv«, insbesondere von alten Lokalsorten. Neben dem wirtschaftlichen Wert stellen Streuobstwiesen einen ökologischen, gesundheitlichen und auch ethisch-kulturellen Wert dar, da sie ein Stück alter Kulturgeschichte erhalten.

Der Apfelbaum trägt nur im Sommer Blätter. Er wird – je nach Sorte und Wuchsform – bis zu zehn Meter hoch, hat aufsteigende oder abstehende Äste sowie Zweige, die häufig weit überhängen. Seine Rinde ist graubraun und reißt längs, also von unten nach oben ein, wenn Stamm und Äste dicker werden. Die Blätter sind eiförmig zugespitzt und an den Rändern gesägt. Die Blüten sind in der Regel flach becherförmig und haben einen Durchmesser von zwei bis fünf Zentimetern mit weißen, rosa oder roten Blütenblättern. Um die Narbe sind jeweils 15 bis 50 Staubblätter angeordnet. Die Bestäubung übernehmen Bienen und andere Insekten. Die Blütezeit liegt in der Zeit zwischen April und Mai. In der Zeit von August bis Oktober werden die Früchte reif.

Apfelbäume wachsen heute in den gemäßigten Klimazonen der ganzen Welt, in denen weder zu strenge Fröste im Winter noch zu starke Hitze im Sommer herrschen. Äpfel gehören zur Familie der Rosengewächse (Rosaceae). Einige wilde Apfelarten tragen übrigens wie die Rosen auch Stacheln. Zusammen mit Birnen, Quitten und einigen anderen Fruchtarten werden Äpfel in der Unterfamilie der Kernobstgewächse (Pomoideae) zusammengefasst. Deren Früchte – im botanischen Sinn also die Kerne samt Kerngehäuse – entstehen aus zwei bis fünf Fruchtblättern. Sie sind von dem saftigen Fruchtfleisch umschlossen – die Botaniker nennen es »Scheinfrucht« –, das wir essen oder keltern.

Zur Gattung Malus (Apfel) zählen heute ca. 35 Wildarten. Natürlich vorkommende Malus-Wildarten gedeihen in Europa, Asien und Nordamerika. Als Vorfahre unseres heutigen Apfels gilt nach neueren wissenschaftlichen Erkenntnissen die Wildart Malus sieversii, die heute noch an den Gebirgshängen oberhalb von Alma Ata (jetzt Almaty) in Kasachstan wächst. Alma Ata heißt auf Deutsch übrigens »Vater des Apfels«.

Das Holz von gut gewachsenen Apfelbäumen wird vor allem für Furnier für die Möbelherstellung sowie Holzspielzeug für Kinder verwendet. Es lässt sich außerdem gut drechseln. Als Bauholz, vor allem für den Außenbereich, ist es weniger geeignet, da es sehr anfällig für Pilzbefall ist.

Obstbaumschulen bieten neben modernen auch viele traditionsreiche, oft nur regional verbreitete Sorten an, die durch geschickte züchterische Auswahl und die Veredelung auf geeignete Wildsorten (Unterlage) gute

Ernten versprechen. Dies allerdings nur, wenn eine passende Befruchtersorte in der Umgebung (bis ca. 150 m entfernt) wächst. Denn wirklich viele große Äpfel trägt ein Baum nur, wenn im Frühling die Blüten durch den Wind oder Insekten mit Pollen bestimmter anderer Apfelsorten bestäubt werden. Welche Sorten zu Ihrem Apfelbaum passen, erfahren Sie in Ihrer Baumschule, beim Obst- und Gartenbauverein oder landwirtschaftlichen Beratungsstellen.

Wenn in Ihrem eigenen Garten nur ein Apfelbaum Platz hat, können Sie sich ja vielleicht mit einem Nachbarn absprechen, wer welche Sorte pflanzt. Eine geschickte Lösung, gerade für kleine Gärten, kann aber auch ein sogenannter Duo-Apfelbaum sein, auf dem zwei verschiedene Sorten wachsen. Die Sorten Golden Delicious und Elstar gedeihen beispielsweise gut auf der gleichen Unterlage und können sich gegenseitig bestäuben.

Auch wenn Äpfel bestäubt werden müssen, um große (Schein-)Früchte zu bilden, werden Sie keine eigenen Apfelbäume heranzüchten können, wenn Sie ein paar Kerne aus einem Apfel aussäen. Denn die modernen Züchtungen wie auch die Zuchtformen der alten Sorten sind unfruchtbar. Sie können weder keimen noch zu großen Bäumen heranwachsen. Praktisch alle Obstbäume entstehen durch Veredelung in den Baumschulen. Dazu ziehen die Gärtner kräftige, wuchsstarke Wildarten aus Kernen oder Stecklingen heran und pfropfen ihnen ein »Auge« oder ein Stück Zweig (»Edelreis«) der gewünschten Apfelsorte auf. Beide verwachsen fest miteinander. Auf diese Weise kombinieren die Züchter die optimalen Eigenschaften beider Bäume – hohe Wuchskraft, festes Wurzelwerk, guter Ertrag und hervorragender Geschmack – miteinander.

Sorten

Wie alle Pflanzen und Tiere sind auch Apfelsorten auf ganz bestimmte Umweltbedingungen wie Bodenbeschaffenheit, Nährstoffe und Mineralien, Durchschnittstemperaturen, Regenmengen, Windverhältnisse etc. angewiesen, um gut wachsen und hohe Erträge bringen zu können. Dafür ist neben der eigentlichen Apfelsorte auch die Unterlage entscheidend, auf die das Edelreis gepfropft wurde.

Wenn Sie einen Apfelbaum kaufen wollen, achten Sie daher darauf, dass er von einer in Ihrer Region verbreiteten Sorte stammt. Am besten ist es, wenn Sie sich von einem geschulten Verkäufer oder z. B. einem erfahrenen Mitglied des örtlichen Obst- und Gartenbauvereins beraten lassen. Am einfachsten aber gehen Sie gleich zu einer Baumschule. Sie züchtet mit Sicherheit Bäume heran, die in Ihrem Garten oder auf Ihrer Obstwiese gut zurechtkommen. Außerdem erhalten Sie dort auch die Sorten, die zur Befruchtung Ihrer neuen Apfelbäume optimal sind. Und Sie erfahren alles über das richtige Pflegen und Beschneiden der Bäume.

Baumschulen bieten Ihnen noch einen Vorteil: Sie erhalten dort oft echte Raritäten. Manche uralte Sorte ist nur regional verbreitet und bringt neben guten Erträgen vor allem Aromen und Geschmack, an die andere, weitverbreitete (oder über weite Strecken in den Supermarkt transportierte) Äpfel bei Weitem nicht herankommen.

Apfelessig ist nicht einfach nur sauer, sondern entfaltet ein ganz spezielles Aroma, das vor allem von den Apfelsorten beeinflusst wird, aus denen der Most gewonnen wurde. Für das Aroma sind vor allem die organischen Säuren verantwortlich, die während der alkoholischen und der Es-

siggärung zum Teil verändert werden. Daher sind säurereiche Apfelsorten für die Produktion von Apfelwein und Essig besonders wichtig, der Zucker wird dagegen so gut wie ganz in Alkohol vergoren.
Für das Mosten und die Essiggärung verwenden erfahrene Obstbauern und Gärtner viele lokal oder regional anzutreffende Sorten. Durch die Mischung von besonders zuckerhaltigen mit sehr säurebetonten Äpfeln erhalten sie sehr individuelle Moste, die bei den beiden Gärungen und der anschließenden Lagerung einzigartige Geschmacksnoten entwickeln.

Die folgende Aufstellung enthält einige – bei Weitem nicht alle – verbreitete und für die Apfelessigproduktion geeignete Apfelsorten:

- *Bohnapfel*

Reift von Ende Oktober bis Anfang November, bringt mittelhohen Ertrag, die Früchte sind nur klein bis mittelgroß, aber wegen ihrer Säure-Süße-Balance und des reichen Aromas ideal zum Mosten und zur Essiggärung.

- *Bittenfelder Sämling*

Reift von Mitte Oktober bis Anfang November; bringt nach einigen Jahren mittelhohe Erträge mit kleinen Früchten, hohem Zucker- und Säuregehalt und gilt daher als ausgezeichneter Mostapfel mit herb-fruchtigem, säuerlichem Aroma; sehr anspruchslose, widerstandsfähige Sorte, die sich wegen ihrer starken Wuchskraft für große Gärten und Obstwiesen eignet.

- *Boskop*

Der »Klassiker« unter den Tafel- und Mostäpfeln reift von Anfang bis Mitte Oktober, zum Essen sollte er bis Dezember gelagert werden, damit er sein volles Aroma entfaltet; hervorragende Mosteigenschaften, etwas schorfanfällig, bringt erst nach einigen Jahren hohe Erträge mit großen, sehr aromatischen, säurebetonten Früchten.

- *Elstar*

Reift Ende September, Tafelapfel mit sehr guten Mosteigenschaften, bringt mittleren bis hohen Ertrag, die Früchte sind mittelgroß und haben ein harmonisches, kräftiges Aroma.

- *Enterprise*

Reift Ende September, bringt mittelhohen Ertrag, kaum Fruchtfall vor der Reife, schorfresistent, hat mittlere bis große Früchte, die fest, etwas trocken, eher süß und aromareich sind; eignet sich für den Hausgarten.

- *Erbachhofer Weinapfel*

Reift Mitte September; ausgesprochen guter Mostapfel mit kleinen Früchten, dessen Aroma durch Lagerung besser wird, daher gut mit später reifenden Sorten zu kombinieren; bringt abwechselnd sehr hohe, dann wieder niedrigere Erträge. Befruchtet viele andere Sorten.

- *Florina oder Querina*

Der »Standardapfel« im ökologischen Anbau gilt als besonders unempfindlich gegen Schorf, Feuerbrand und Mehltau, durch seinen ausgewogenen Zucker- und Säuregehalt gleichermaßen als Tafel- und Mostapfel geeignet; hohe bis sehr hohe Erträge.

- *Gehrers Rambour*

Reift Mitte bis Ende Oktober, bringt hohen Ertrag, ist wenig anfällig gegen Schorf und Feuerbrand; die großen, säurebetonten und aromareichen Früchte müssen zügig verarbeitet werden, weil sie schnell zu faulen beginnen.

- *Goldrush*

Reift von Mitte bis Ende Oktober, bringt sehr hohen Ertrag, ist schorfresistent, trägt kleine bis mittelgroße Früchte, sehr fest, harmonisch und reich im Geschmack.

- *Hauxapfel*

Reift von Mitte bis Ende Oktober; bringt nach einige Jahren gleichmäßig hohen Ertrag an großen, sehr säurebetonten Früchten; auf nicht zu nassen Böden sehr unempfindlich gegen Krankheiten; wegen seiner hohen Wuchskraft nur für große Gärten oder Obstwiesen geeignet.

- *Kardinal Bea*

Reift von Anfang bis Mitte Oktober, bringt mittelhohen Ertrag, trägt große, sehr aromatische Früchte mit hohem Zucker- und Säuregehalt, relativ sicher vor Schorf, Mehltau und Feuerbrand, aber etwas anfällig gegen Fruchtfäule.

- *Maunzenapfel*

Reift von Mitte bis Ende Oktober und bringt gleichmäßig hohen Ertrag an eher kleinen bis mittelgroßen, sehr aromatischen Früchten mit ausgewogenem Zucker-/Säuregehalt; ist resistent gegen Schorf und wenig empfindlich gegen Feuerbrand; die lange haltbaren Äpfel sind auch sehr gut zum Dörren geeignet; der Maunzenapfel wird auch als sehr frostharte Unterlage für Veredelungen genutzt und ist ein guter Befruchter für andere Sorten.

- *Rebella*

Reift bereits Ende August, bringt sehr hohen Ertrag, ist schorfresistent, sehr robust, trägt mittelgroße, saftig-knackige Früchte; befriedigender Geschmack; für den Hausgarten.

Im April und Mai zeigen Apfelbäume ihre rosa-weiße Blütenpracht.

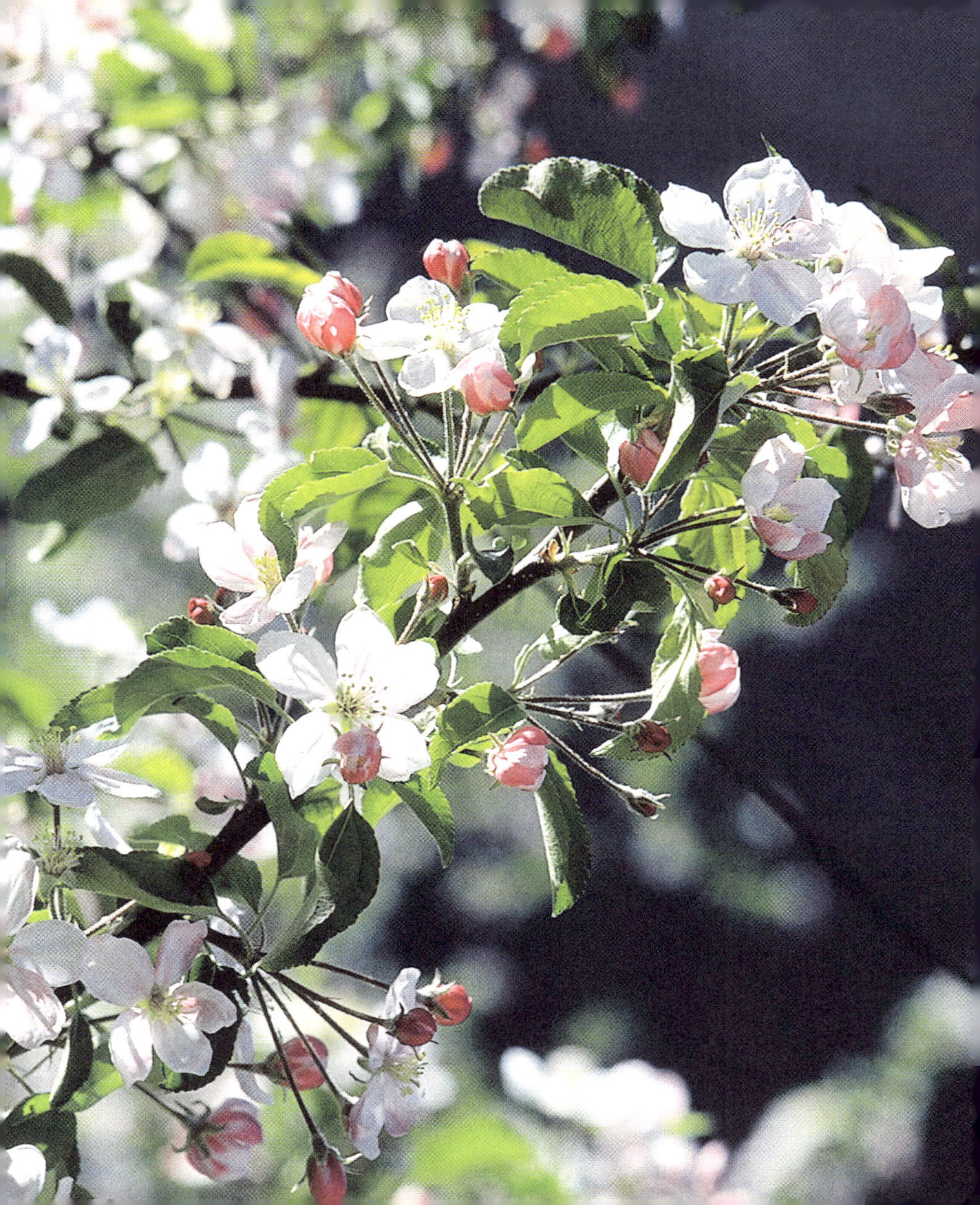

- *Rewena*

Reift Anfang Oktober und ist wenig empfindlich gegen Krankheiten; die sehr früh und immer gut tragende Sorte eignet sich auch als Tafelapfel; der gleichermaßen hohe Säure- und Zuckergehalt bewirkt ein reiches Aroma.

- *Rubinette*

Reift Mitte September, Tafelapfel mit hervorragenden Mosteigenschaften; bringt mittelhohen Ertrag, die Früchte sind klein, süß-säuerlich, würzig, vollaromatisch.

- *Rubinola*

Reift Ende August, bringt mittelhohen Ertrag, ist schorfresistent; hat mittelgroße Früchte, festes Fruchtfleisch, saftreich, süß-säuerlich, sehr guter, feinwürziger Geschmack; eignet sich besonders für den Hausgarten.

- *Schöner aus Wiltshire*

Die aus England stammende Sorte ist auch für raue, ungeschützte Lagen geeignet und reift von Anfang bis Mitte Oktober. Sie trägt früh und jedes Jahr mit hohem Ertrag; auch als sehr aromatischer Tafelapfel geeignet mit hohem Zucker- und Säuregehalt; guter Befruchter für andere Sorten.

- *Topaz*

Reift von Mitte bis Ende September, bringt hohen Ertrag, ist schorfresistent, hat mittelgroße, saftreiche Früchte, die schnell weich werden und daher schnell verarbeitet werden müssen, sehr guter Geschmack; eignet sich besonders für den Hausgarten.

Apfelernte und Herstellung von Apfelessig

Ernte

Wenn ein Baum zur Reifezeit mehrere Äpfel abwirft, sollten Sie prüfen, ob die Früchte tatsächlich erntereif sind: Nehmen Sie einen Apfel in die Hand, heben sie ihn am Stiel ein wenig nach oben und drehen Sie ihn. Wenn sich der Stiel ohne sichtbare Verletzungen vom Zweig löst, können Sie mit der Ernte beginnen. Bei vielen Sorten werden allerdings nicht alle Früchte gleichzeitig reif. Gönnen Sie Äpfeln, die sich noch nicht leicht pflücken lassen, eine Woche Zeit, ihr volles Aroma zu bilden.
Zur Sicherheit können Sie auch einen Apfel durchschneiden und die Kerne kontrollieren: Sind sie kräftig braun gefärbt, ist der Apfel reif, bei hellen Kernen empfiehlt es sich, noch ein paar Tage mit der Ernte zu warten. Allerdings nicht zu lange, denn zu langes Hängen am Baum kann das Aroma beeinträchtigen.
Benutzen Sie zum Pflücken – soweit möglich – Ihre Hände, und zwar die ganze Handfläche. So verhindern Sie, dass Sie die Schale mit den Fingernägeln verletzen und der Apfel zu faulen beginnt.
An höher hängende Äpfel kommen Sie nur mithilfe einer stabilen Leiter heran, die Sie absolut standsicher aufstellen müssen. Auch ein Sturz aus geringer Höhe kann schnell zu schweren Verletzungen führen. Praktisch sind auch die an Stangen befestigten Pflücker.
Legen Sie die für das Mosten vorgesehenen Äpfel in nicht zu große Kisten, die sie später gut wegtragen können, ohne sich Ihren Rücken zu ruinieren.

Nur wenn Sie die Äpfel sofort nach der Ernte zum Pressen bringen, können Sie die Früchte auch vom Baum schütteln. Breiten Sie vorher ausreichend große Planen, engmaschige Netze oder Stofftücher unter dem Baum aus. Dann geraten weder Gras- oder Pflanzenhalme noch Erde unter Ihre Ernte. Sie tun sich mit dem Einsammeln leichter, wenn Sie die Plane am Rand leicht anheben und die Äpfel auf eine Stelle zusammenrollen lassen.

Sortieren Sie bei der Ernte faule, schimmlige Früchte sofort aus. Sie gehören nicht in die Presse, weil Fäulnisbakterien und Pilze das Aroma sowie die Haltbarkeit des Saftes und damit auch die Wein- und Essiggärung verderben können.

Herstellung von Apfelessig

Auf natürlichem Weg gewonnener Apfelessig entsteht in zwei Stufen. Zunächst wird frisch gepresster Apfelsaft mithilfe spezieller Hefe zu Apfelwein vergoren. Diesem Wein fügt man dann Essigbakterien zu, die den Alkohol in Essigsäure umwandeln. Beide Prozesse benötigen mehrere Wochen, erfordern eine gewisse Sorgfalt und müssen unter kontrollierten Bedingungen ablaufen, wenn Sie einen wirklich guten, aromatischen Apfelessig erhalten wollen.
Doch keine Angst: Die Apfelessigproduktion ist keine Geheimwissenschaft und Sie können zu Hause durchaus guten oder sogar hervorragen-

den Apfelessig selber produzieren. Alle benötigten Zutaten und Geräte erhalten Sie z. B. in gut sortierten Naturkostläden, Gartenmärkten, im Agrarfachhandel oder bei Versandgeschäften im Internet.
Sie benötigen ein *verschließbares Gärgefäß* für die alkoholische Gärung, z. B. einen Glasballon mit Korkstopfen und möglichst einem Hahn zum Ablassen (s. unten). Der Korkstopfen sollte durchbohrt sein, damit Sie das *Gärröhrchen* durchstecken können. Zum Starten der Gärung sollten Sie *Reinzuchthefe* zugeben, die für Apfelwein geeignet ist; zur Not können Sie auch eine für Traubenwein gezüchtete Hefe verwenden.
Für die anschließende Essiggärung brauchen Sie dagegen ein *offenes Gefäß*, z. B. einen Holz- oder Kunststoffbottich. Damit weder Insekten noch Schmutz hineinfallen können, muss das Gefäß entweder einen *luftdurchlässigen Deckel* besitzen oder Sie binden z. B. ein Stück Fliegengitter oder Stoff darüber. Die zweite Gärung starten Sie am besten mit *Essigmutter* (Mengenangabe siehe Verpackung), die Sie kaufen oder von anderen Essigproduzenten (Obst- und Gartenbauverein) erhalten können.
Sollten die Gärgefäße keinen Hahn zum Ablassen besitzen, besorgen Sie noch ein Stück *lebensmittelechten Schlauch* mit einer Absperrklemme, um den Wein bzw. Essig – ohne Bodensatz – vorsichtig in andere Gefäße umfüllen zu können.
Wenn Sie guten, aromatischen Essig erhalten möchten, sollten Sie nur frischen, kalt gepressten Apfelsaft als Ausgangsprodukt verwenden. In den haushaltsüblichen Saftpressen mit Schleuder- oder Zentrifugentechnik können Sie kleinere Mengen Saft für ein erstes Experiment gewinnen. In aller Regel aber bringen Sie Ihre Äpfel zur Saftpresse des ört-

lichen Gartenbauvereins, eines Obstbauern oder einer gewerblichen Kelterei.

Alkoholische Gärung

Wenn Sie ganz sicher gehen wollen, dass nur die zugesetzte Hefe den Zucker des Apfelsaftes zu Alkohol vergärt, können Sie den Saft pasteurisieren: Erhitzen Sie ihn vorsichtig für 20 Minuten auf 78 bis 80 °C und lassen Sie ihn anschließend möglichst schnell abkühlen. In aller Regel ist diese Vorsichtsmaßnahme aber nicht nötig, sie beeinträchtigt allerdings den Geschmack spürbar.

Die Zugabe der Reinzuchthefe sichert ein gutes, kräftiges Apfelaroma. Unbedingt notwendig ist sie nicht, weil an den Früchten bereits verschiedene wilde Hefezellen haften, die sofort nach dem Keltern aktiv werden. Allerdings leben auf den Apfelschalen auch andere Mikroorganismen und bestimmte wilde Hefen, die keinen genießbaren Alkohol produzieren, sondern zum Teil auch übel riechende und schmeckende Substanzen, die den Most verderben können.

Dies geschieht insbesondere bei höheren Temperaturen. Daher sollten Sie die alkoholische Gärung in den kühlsten Räumen ablaufen lassen, die Sie haben. Für die Hefestämme, die Ethanol, also trinkbaren Alkohol erzeugen, sind Raumtemperaturen von 10 bis 18 °C ideal. Unerwünschte Hefen und Bakterien sind dagegen eher bei höheren Temperaturen aktiv. Wenn Sie also einen wirklich kalten, belüftbaren Raum haben, können Sie die Gärung auch ohne Reinzuchthefe versuchen. Die Luftzufuhr ist notwendig, weil die Gärung Wärme erzeugt, die sich in dem Raum stauen könnte. Außerdem entsteht beim Abbau des Zuckers zu Alkohol auch

Die frische Ernte vor dem Abtransport in den Keller

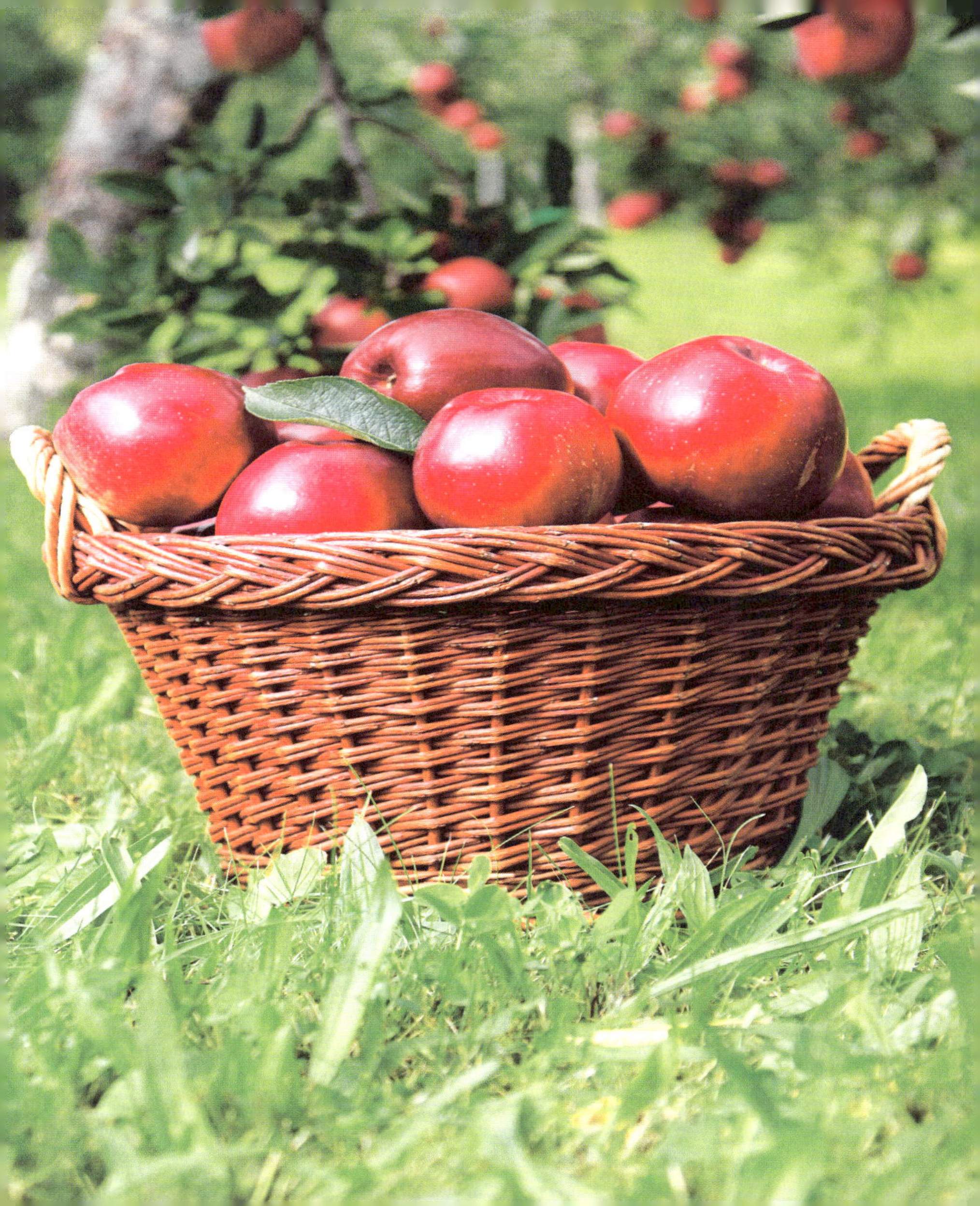

das tödliche Gas Kohlenstoffdioxid CO_2, das Sie regelmäßig durch gründliches Lüften entfernen müssen, sonst besteht in dem Raum akute Erstickungsgefahr.

Reinzuchthefe – sie wird flüssig in Ampullen oder getrocknet als Pulver bzw. Granulat angeboten – sollten Sie einige Tage vor dem Saftpressen kaufen und zunächst einen sogenannten Gärstarter ansetzen. Pressen Sie aus Fallobst ungefähr einen halben Liter Saft und pasteurisieren Sie ihn. Geben Sie etwa 80 g Zucker in den heißen Saft und lassen Sie ihn völlig abkühlen.

Rühren Sie dann die Hefe dazu und geben Sie den Ansatz in eine oder zwei heiß ausgespülte Flaschen, die maximal zur Hälfte gefüllt sein dürfen. Verschließen Sie die Flaschen mit einer Mullkompresse oder einem Stopfen mit einem Gärröhrchen. Das ist wichtig, denn nach etwa zwei Tagen setzt die Gärung sehr heftig ein. Dabei bildet sich Schaum, der sich auf dem Saft absetzt und den freien Raum füllt – reicht dieser nicht, läuft die Flasche über. Außerdem muss das CO_2 entweichen können, da sonst die Flaschen platzen können.

Bitte achten Sie bei der Hefe darauf, ob der Zusatz eines speziellen Nährsalzes empfohlen wird. Denn viele Hefestämme benötigen neben Zucker auch Stickstoff und Phosphor zum Wachsen, die in den Nährsalzen enthalten sind – Sie bringen damit aber keine unerwünschte »Chemie« in Ihren Most bzw. Apfelessig.

Auf keinen Fall sollten Sie den Apfelmost schwefeln, z. B. mit Kaliumpyrosulfit oder Kaliumdisulfit. Schwefel verhindert zwar Fehlgärungen, später aber auch ebenso die Essigsäurebakterien.

Füllen Sie den Apfelsaft am besten in große Glasballons, Fässer oder Flaschen, die sehr gründlich gereinigt sind. Geben Sie den Gärstarter dazu, rühren Sie die Flüssigkeit um oder schwenken Sie den Ballon, damit sich die Hefe gut verteilt. Dann verschließen Sie die Öffnung mit einem durchbohrten Korken und stecken ein mit Wasser gefülltes Gärröhrchen in die Bohrung.
Das Einsetzen der Gärung erkennen Sie am Blubbern in dem Glasröhrchen. Je nach Temperatur und Zuckergehalt setzt die Hauptgärung nach zwei bis fünf Tagen ein. Ist zu viel Saft in dem Behälter und Gärschaum tritt aus, wird das Wasser in dem Röhrchen trüb. Etwa eine Woche dauert die heftige Hauptgärung, danach flaut sie ab und es blubbert immer weniger. Dann können Sie eventuell übrig gebliebenen oder später gepressten Saft zugeben.

Je kälter der Apfelsaft ist, desto langsamer verläuft die Gärung und desto aromatischer wird Ihr Apfelwein. Wilde Hefen und Bakterien, die den Geschmack beeinträchtigen können, benötigen höhere Temperaturen um 18 bis 25 °C.

Wenn das Blubbern im Gärröhrchen nach fünf bis zehn Wochen ganz aufhört, der Schaum verschwunden ist und sich die Hefe sowie viele Trübstoffe am Boden des Gärgefäßes abgesetzt haben, können Sie den jungen Apfelwein probieren und »abstechen«.

Spezielle Gärballons oder -fässer haben dafür einen Hahn, der ein Stück oberhalb des Bodens sitzt, damit nur der Wein abfließt und der Bodensatz mit der Hefe zurückbleibt. Ihre abgestorbenen Zellen würden den Geschmack des Weins völlig verderben.

Hat Ihr Gärgefäß keinen Ablass, dann verwenden Sie für das Abstechen einen relativ dünnen Schlauch mit Klemme. Wenn sein Material es aushält, legen Sie ihn in kochendes Wasser oder spülen ihn so heiß wie möglich aus. Dann tauchen Sie ihn ein Stück weit in das Gefäß, das auf einem Tisch oder Hocker stehen sollte. Dann saugen Sie den Apfelwein an, bis er kurz vor Ihrem Mund steht, und schließen die Klemme (möglichst nah am Mund). Hängen Sie das freie Ende in ein am Boden stehendes Gärgefäß und öffnen Sie die Klemme. Der Wein sollte beim Abstechen relativ langsam fließen, damit möglichst kein Bodensatz aufgewirbelt und mitgesogen wird. Schieben Sie das obere Schlauchende langsam immer tiefer in den Apfelwein und ziehen Sie es sofort heraus, wenn die Trübstoffe (Trub) des Bodensatzes angesaugt werden. Diesen Rest müssen Sie wegschütten oder Sie füllen ihn in möglichst hohe Flaschen, damit der Trub sich absetzt und Sie wirklich alle Reste an klarem Wein erhalten. Verschließen Sie die Gefäße wieder und lassen Sie den Wein noch etwa zwei bis maximal vier Wochen nachgären und ruhen, ehe Sie ihn vorsichtig und langsam ein zweites Mal abstechen.

Essiggärung

Für die Essiggärung brauchen die Bakterien ausreichend Sauerstoff und Temperaturen von 20 bis 28 °C. Ein sonniger Wintergarten, die Küche oder ein nach Süden gelegenes Zimmer bieten oft gute Voraussetzungen. Füllen Sie den Wein in Gefäße mit möglichst großer Oberfläche. Wenn er die Umgebungstemperatur angenommen hat, »impfen« Sie ihn mit einer Starterkultur oder Essigmutter. Dann verschließen Sie das Gefäß mit einem Stofftuch oder einem sehr feinen Fliegengitter, denn sonst würden sich sehr bald Unmengen von Insekten darüber hermachen.

Wenn das Gefäß nicht zu schwer ist, schwenken Sie es zweimal täglich, ansonsten rühren Sie den Ansatz um, mit einem Stab oder Kochlöffel, um frischen Sauerstoff auch in die tieferen Schichten zu bringen. Erschrecken Sie nicht, wenn der Ansatz während der Essiggärung zeitweise einen stechenden Geruch wie Lösungsmittel oder Klebstoff verströmt. Das ist ein Zeichen dafür, dass die Essigbakterien aktiv sind und als Zwischenprodukt Essigsäure-Ethylester bilden. Das Aroma des Essigs wird durch diesen erwünschten Vorgang nicht beeinträchtigt. Ab jetzt können Sie meist sicher sein, dass keine unerwünschten Nebengärungen, z. B. durch wilde Hefen, ablaufen können.

Nach einiger Zeit – es kann durchaus einige Wochen dauern – werden Sie bemerken, dass sich auf der Oberfläche eine durchsichtige, dünne Haut, die sogenannte Kahmhaut, bildet. Hier entsteht eine gallertartige Masse, die Essigmutter, die Sie künftig immer wieder verwenden können. Wenn Sie den Ansatz umrühren, nehmen Sie die Essigmutter unbedingt heraus und setzen Sie sie danach wieder ein, denn sie muss immer auf der Oberfläche schwimmen.

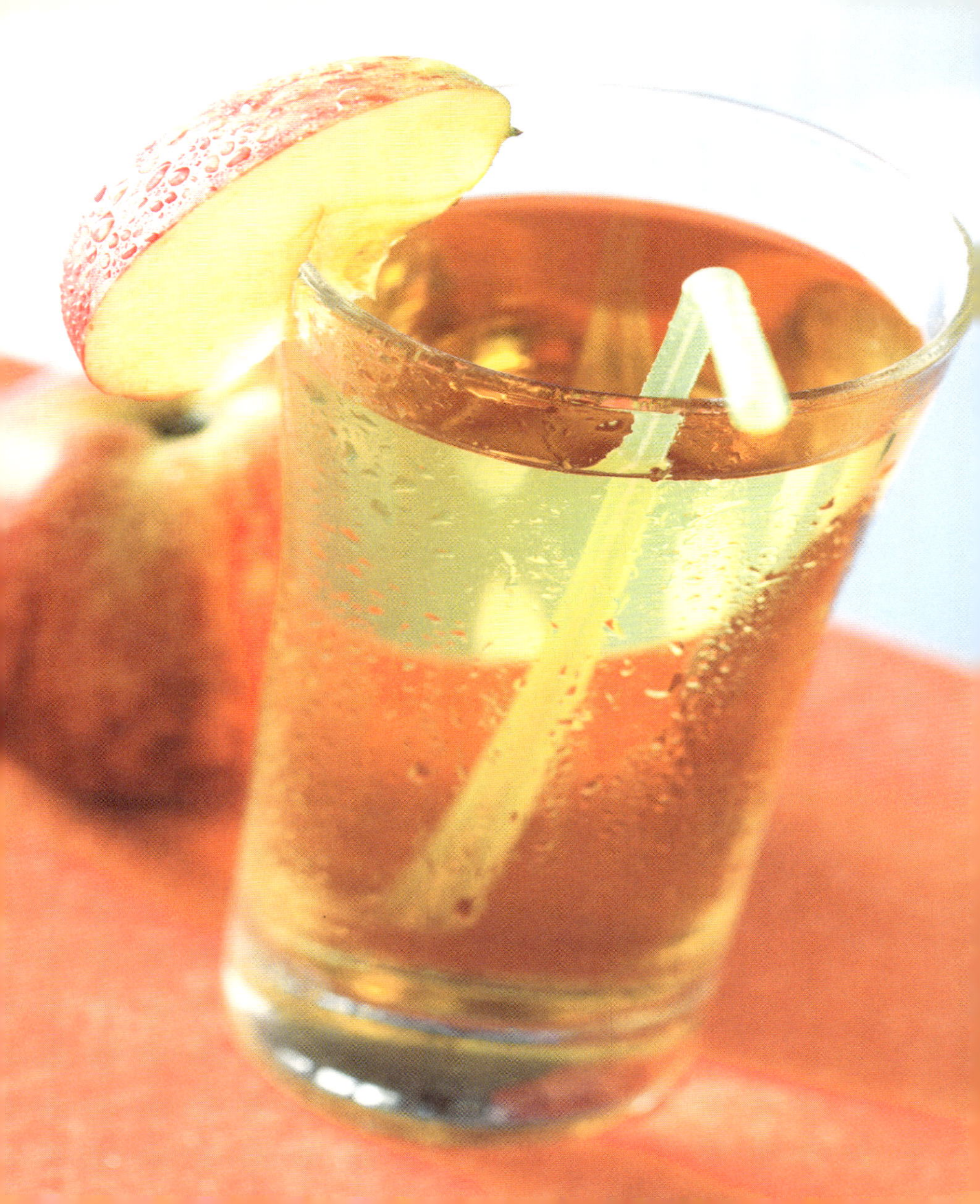

Bildet sich eine weiße, staubig wirkende Kahmhaut, haben sich wilde Hefen in Ihrem Ansatz breitgemacht. Schöpfen Sie diese Kahmhaut vollständig ab und werfen Sie sie weg. Sobald die Temperatur und Sauerstoffversorgung passen, werden sich die Essigbakterien durchsetzen und in dem Ansatz so viel Säure produzieren, dass die Hefen nicht mehr wachsen können.

Um das Risiko zu senken, dass durch eine Fehlgärung Ihr gesamter Apfelwein verdirbt, können Sie zunächst nur einen Teil davon mit Essigbakterien impfen. Wenn das Gefäß ausreichend groß ist, können Sie nach zwei bis drei Wochen Ihren Essigansatz durch Zugabe von weiterem Apfelwein, den Sie ja z. B. in Flaschen kühl lagern können, verdoppeln. Lassen Sie den neuen Wein aber zunächst unbedingt die Temperatur des Ansatzes annehmen, um die Essigbakterien nicht zu schädigen.

Sobald der Klebstoffgeruch verschwunden ist, haben Sie Ihren ersten fertigen Apfelessig. Wenn Sie etwas Übung haben, können Sie Ihren Ansatz immer wieder mit frischem Wein ergänzen, nachdem Sie den fertigen Apfelessig abgezogen haben. Wenn Sie keine Essiggärung am Laufen haben, sollten Sie die Essigmutter in einem eigenen Gefäß pflegen. Geben Sie alle zwei bis drei Wochen etwas frischen Apfelwein dazu, damit möglichst viele Bakterien überleben und aktiv bleiben.

Apfelsaft ist das Ausgangsprodukt von Apfelessig.

Die Inhaltsstoffe und ihre Wirkungen

Was ist drin im Apfelessig?

Fast alles Gute und Wertvolle, was in Äpfeln steckt, findet sich auch im Apfelessig wieder. Im Apfel wurden bis heute angeblich bereits mehr als 300 Stoffe entdeckt, die für Gesundheit und Wohlbefinden wichtig sind. Neben der Essigsäure sind dies vor allem:

- Vitamine: A, B_1, B_2, Niacin, B_6, Folsäure, B_{12}, C, Phenole und Flavonoide,
- Mineralstoffe: Kalium, Phosphor, Kalzium, Magnesium, Schwefel, Natrium und Chlor,
- Spurenelemente: Eisen, Bor, Fluor, Jod, Kupfer, Mangan, Molybdän, Selen, Silizium und Zink,
- Pektin,
- organische Säuren: Essigsäure, Propionsäure, Tannin, Zitronensäure, Karbolsäure, Aminosäuren,
- zahlreiche Enzyme.

Ohne exakte Analyse ist es allerdings unmöglich, auch nur annähernd genaue Angaben darüber zu machen, welche und wie viele dieser Wirkstoffe in einem bestimmten Apfelessig enthalten sind. Denn jede Apfelsorte bildet sie von Natur aus in unterschiedlichen Mengen. Außerdem beeinflussen äußere Faktoren wie Standort, Bodenbeschaffenheit sowie vor allem die Witterung während der Wuchsperiode, welche Substanzen die Apfelbäume in welchen Mengen aus dem Boden aufnehmen und in ihrem Stoffwechsel zu Wirkstoffen umbilden können.

Die Apfelessig-Vitamine

Vitamine sind lebenswichtige Stoffe, die unser Organismus nicht selber bilden kann und die wir daher mit der Nahrung aufnehmen müssen.
Vitamin A: Kinder benötigen es für ein normales Wachstum, man braucht es sein Leben lang vor allem für die Funktion und den Schutz der Augen sowie der Schleimhäute.
Vitamin B_1: Schützt und stärkt das Nervensystem, steuert die Energiegewinnung im Stoffwechsel, ist wichtig in der Schwangerschaft, bei Leistungsschwäche.
Vitamin B_2: Ist wichtig für Wachstum, den Stoffwechsel von Fett, Eiweißen und Kohlenhydraten, für Schutz und Regeneration der Haut und Nägel.
Niacin: Der früher als Vitamin B_3 bezeichnete Wirkstoff ist für den Auf- und Abbau von Fett, Eiweißen und Kohlenhydraten unverzichtbar.
Vitamin B_6: Ermöglicht den Abbau und die Neubildung von Eiweißen im Stoffwechsel, ist unverzichtbar während der Schwangerschaft und schützt die Leber. Fehlt das Vitamin, können Hauterkrankungen, Leistungsschwäche, Krämpfe, Blutarmut und Verdauungsbeschwerden auftreten. Auch die Immunabwehr ist beeinträchtigt.
Folsäure: Verhindert Missbildungen bei ungeborenen Kindern, ist unverzichtbar für die Blutbildung, fördert die Zellteilung und das Muskel-

wachstum. Mangel während der Schwangerschaft kann zu unvollständiger Ausbildung des Rückenmarks (»offener Rücken«), Muskelschwäche und -schwund sowie Blutarmut führen.
Vitamin B_{12}: Wichtig für den Aufbau der Zellkerne, die Bildung roter Blutkörperchen und der Schleimhäute, Schutz des Nervensystems. Ein Mangel führt zu Blutarmut, brennenden und schmerzenden Schleimhäuten im Mund-Rachenraum sowie Magen und Darm.
Vitamin C: Neben seinen bekanntesten Wirkungen, dem Schutz vor Infektionskrankheiten und der Stärkung des körpereigenen Immunsystems, ist es unverzichtbar für die Bildung von Bindegewebe, vor allem Knorpel und Kollagen und damit für das Knochenwachstum bzw. die Heilung von Knochenbrüchen. Auch die Stützgewebe der Blutgefäße brauchen das Vitamin, ein Mangel kann z. B. zu Hämorriden und Krampfadern führen.

Phenole und Flavonoide (Untergruppe der Phenole) bezeichnet eine Gruppe organischer Substanzen mit sehr unterschiedlichen Eigenschaften. Einige sind giftig und oder belasten die Umwelt stark, andere prägen die typischen Geschmacksnoten von Weinen und daher auch die von Essig. Mehrere Flavonoide wurden früher unter dem Namen Vitamin P zusammengefasst. Sie haben antioxidative Wirkung, schützen also Körperzellen vor Zerstörung oder Entartung zu Krebszellen, wie sie z. B. durch Umweltgifte, Ozon oder Sonnenlicht hervorgerufen werden kann. Außerdem unterdrücken sie die »Verkalkung« der Blutgefäße und damit Herzinfarkte und Schlaganfälle.
Der Phenolgehalt klassischer Mostapfelsorten wie des Bitterfelders und

des Bohnapfels ist um das 10- bis 20-Fache höher als der von Tafeläpfeln. An der Universität Jena wurde getestet, ob sich der antioxidative Anteil des Blutplasmas durch Apfelsaft verbessert. Untersucht wurden Blut und Urin von Testpersonen, die regelmäßig Apfelsaft getrunken hatten. Dabei wurde deutlich weniger LDL-Cholesterin im Blut festgestellt.

Mineralien und Spurenelemente

Mineralien müssen an organische Säuren oder andere Stoffe gebunden sein, damit der Körper sie überhaupt aufnehmen und verwenden kann, ansonsten werden sie zum größten Teil ungenutzt ausgeschieden. In Äpfeln und damit auch im Apfelessig liegen sie in optimaler Form vor – im Gegensatz zu vielen Brausetabletten und isotonischen Sportlerdrinks.

Kalium benötigt der Körper ständig zum Regulieren des Herzrhythmus, zum Bereitstellen von Energie, zum Ausgleich des Wasser- und Elektrolythaushalts. Außerdem erhält es die Erregungsfähigkeit von Nerven- und Muskelzellen. Ein Mangel kann zu Herzrhythmusstörungen führen.

Phosphor ist ein wichtiger Baustein der Zähne und Knochen, außerdem ist er an der Energiegewinnung aus der Nahrung beteiligt.

Kalzium sorgt für die Stabilität von Knochen und Zähnen, ist wichtig für die Aktivität von Nerven- und Muskelzellen sowie die Blutgerinnung. Medizinisch angewandt wirkt es gegen viele Allergien.

Magnesium braucht der Organismus für den Aufbau von Zähnen und Knochen, die Funktion der Muskulatur und die Entspannung der Nervenbahnen. Daher wirkt es auch hervorragend gegen Muskelkrämpfe.

Schwefel ist Bestandteil zweier Aminosäuren und damit in jeder Körperzelle enthalten.
Natrium beteiligt sich an der Regulierung des Wasserhaushaltes und der Impulsleitung zwischen Nerven- und Muskelzellen.
Chlor trägt zu einem ausgeglichenen Wasserhaushalt sowie zum Säure-Basen-Gleichgewicht bei.
Eisen benötigt das Knochenmark, um den roten Blutfarbstoff Hämoglobin zu bilden. Hämoglobin nimmt in der Lunge Sauerstoff auf und verteilt ihn im Körper. Ein Mangel führt zu Blutarmut (Anämie).
Bor benötigt der Körper in geringen Mengen für den Knochenstoffwechsel sowie vermutlich für die Funktion des Gehirns.
Fluor sorgt für die Stabilität von Knochen und Zähnen. Es ist für die vielen Bakterien giftig, nicht jedoch für die natürliche Bakterienflora im Mund. Daher ist es hochwirksam gegen Karies und andere Zahnkrankheiten. Benötigt wird es außerdem für die Wundheilung und die Sehfunktion.
Jod steuert als wichtigstes Spurenelement über die Schilddrüse den gesamten Stoffwechsel und die Körpertemperatur. Damit ist es indirekt auch für das Körpergewicht verantwortlich: bei niedriger Stoffwechselaktivität, z. B. wegen Jodmangels, verbraucht der Körper wenig Energie, der Überschuss lagert sich als Fett ab.
Kupfer gehört zu den Edelmetallen und ist in geringen Mengen für primitive Organismen – Bakterien, Pilze etc. – giftig, in größeren Mengen aber auch für den Menschen. Da es Bestandteil vieler Enzyme ist, benötigt der Körper täglich etwa zwei Milligramm Kupfer; überschüssige Mengen werden über die Gallenflüssigkeit ausgeschieden.

Mangan benötigt der Körper zum Aufbau von Bindegewebe, Knochen und Knorpel, für die Bildung und Aktivierung von Insulin (Zuckerstoffwechsel) und Dopamin (Botenstoff im Gehirn).
Molybdän kann das Wachstum von Bakterien hemmen, ist Bestandteil vieler Enzyme, z.B. Xanthinoxidase, die für die Harnsäurebildung und damit die Entgiftung des Körpers wichtig ist.
Selen gehört zu den Bausteinen vieler Eiweiße, die unter anderem für den Schutz vor Entzündungen, die Aktivierung der Schilddrüsenhormone und die Reparatur von Genen – und damit möglicherweise für Schutz vor Krebserkrankungen – verantwortlich sind.
Silizium sorgt für die Festigkeit und Elastizität von Knochen, Knorpel und Bindegewebe einschließlich der Haut.
Zink spielt eine wichtige Rolle im Zucker-, Fett- und Eiweißstoffwechsel. Auch viele Hormone, das Immunsystem und der Zellaufbau funktionieren nur mit seiner Hilfe.

Pektin

Nach Margarine, Fischöl, Knoblauch und Substanzen aus den Pharma-Labors haben Forscher der University of Florida weitere Stoffe entdeckt, die Ablagerungen in den Gefäßen infarktbedrohter Menschen abbauen und den Cholesterinspiegel senken könnten: die wegen ihrer gelierenden Eigenschaft geschätzten Pektine. In der Zeitschrift *Circulation* (Kreislauf) beschrieb die Forschergruppe das Ergebnis von Fütterungsversuchen an Minischweinen, die extrem fettreiche Nahrung erhielten.

Nach einem Jahr Spezialkost wurden bei jedem zweiten Tier drei Prozent der Nahrung durch Pektin ersetzt. Nach der Mast waren bei den ohne Pektin gefütterten Tieren die Hauptschlagadern doppelt so stark verkalkt wie die Arterien der zur Pektin-Gruppe gehörenden Schweine.

Noch vor 100 Jahren starben rund 95 Prozent der an Durchfall erkrankten Kinder. Sie verloren zu viel Wasser und Mineralsalze, weil es an Mitteln fehlte, die Durchfallerreger zu bekämpfen. Dies besserte sich schlagartig mit der Einführung einer speziellen Karottensuppe, mit der Prof. Ernst Moro, der Ordinarius der Heidelberger Kinderklinik, 1908 gute Erfolge erzielte. Seither gehört die Moro'sche Karottensuppe zur Standardtherapie bei der Behandlung von Durchfall. Warum die Suppe hilft, war bislang allerdings unbekannt. Erst kürzlich haben der Leiter der Erlanger Universitätskinderklinik, Professor Josef Peter Guggenbichler, und der Wiener Pharmakologe Professor Johann Jurenitsch diese Wirkung nach fast 20-jähriger Forschung entschlüsselt.

Durchfall entsteht, wenn sich Bakterien oder Viren im Darm anheften und bestimmte Giftstoffe freisetzen. Damit die Bakterien an der Darmwand andocken können, bedienen sie sich bestimmter Kohlenhydrate als »Kleber«. Erst dann sondern sie ihre krankmachenden Substanzen ab. Das einzige Gegenmittel waren bisher Antibiotika. Doch sie haben massive Nachteile: Die Keime können resistent werden, sodass die Antibiotika ihnen nichts mehr anhaben. Außerdem lähmen sie auch für die gesunde Darmflora wichtige Bakterien.

Also suchten die Forscher nach Wegen, um das Anheften der Bakterien an der Darmwand zu verhindern. Sie besannen sich auf die altbewährten Hausmittel Apfel, Karotte, Heidel- und Preiselbeere. Aus über 100 in-

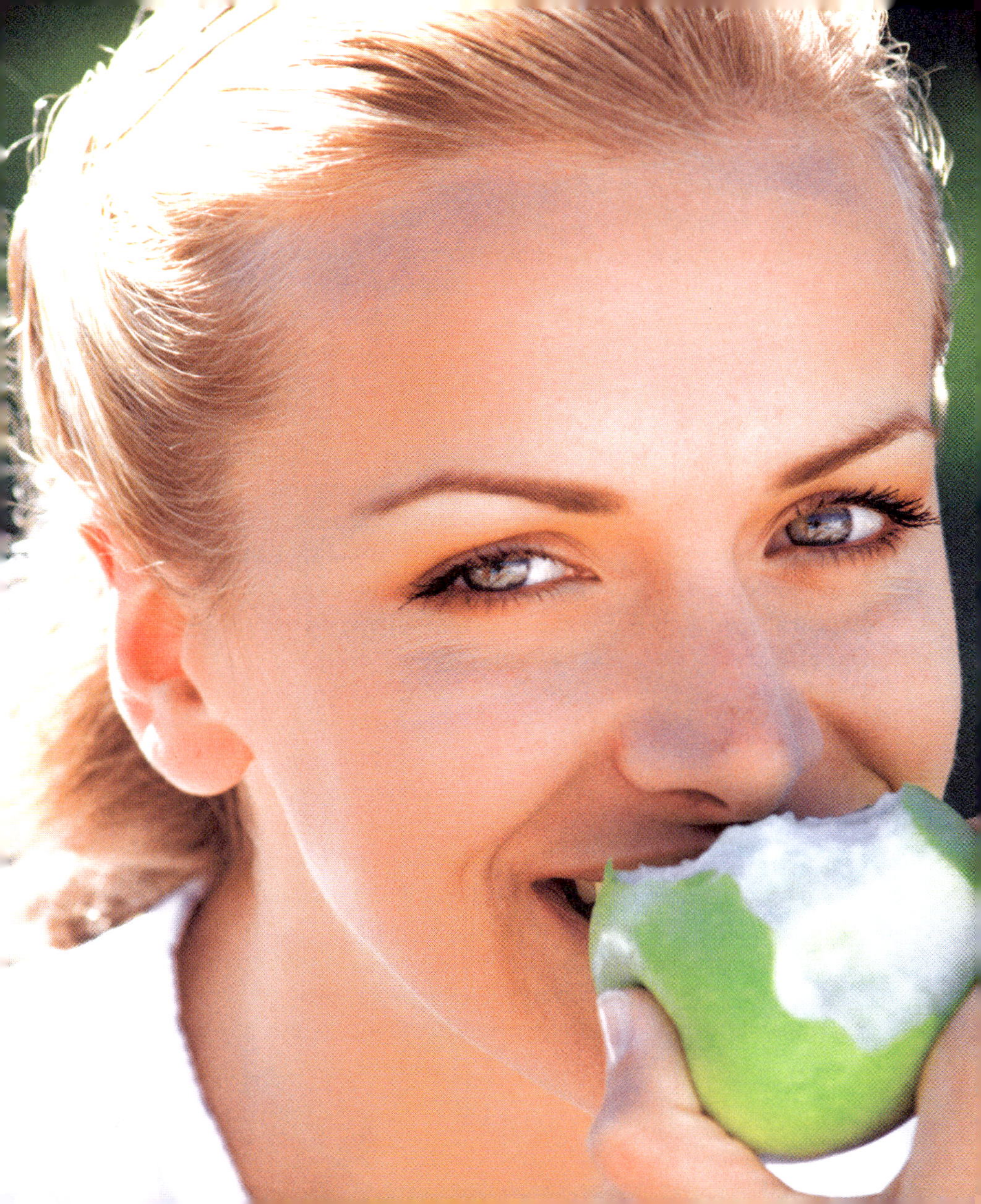

frage kommenden Inhaltsstoffen fanden sie letztlich die richtigen heraus: Oligogalakturonsäuren, die zu den Bausteinen des Apfelpektins gehören. Diese Säuren können, wie man heute weiß, bereits in sehr geringen Konzentrationen die Durchfallbakterien beim Anheften vollständig blockieren. Sie werden einfach mit dem Stuhlgang ausgeschieden. Damit ist das lebensrettende Geheimnis der Karottensuppe ebenso erklärt wie die bekannte antibiotische Wirkung des Apfelessigs.

Außerdem enthält Apfelessig im Gegensatz zu anderen Essigsorten zwei weitere wichtige Substanzen, die direkt aus den verwendeten Äpfeln stammen oder bei der Essiggärung entstehen: Es handelt sich um Propionsäure und Tannin.

Die Propionsäure wird (mit der EU-Kennzeichnung E 280) ähnlich wie Essig als Schimmelverhütungsmittel für Backwaren und Futtermittel benutzt.

Tannin ist eine Gerbsäure, die früher z. B. aus Baumrinde gewonnen und zum Gerben von Leder verwendet wurde. Denn Tannin reagiert stark mit Eiweißstoffen, verdrängt das Wasser und baut dadurch z. B. die fadenförmigen Fasern der Tierhaut zu robusten, zähen Lederfasern um. Auf die meisten Bakterien und Schimmelpilze, die fast ausschließlich aus Eiweiß bestehen, wirkt Tannin tödlich.

In der Medizin wurde Tannin früher als adstringierendes, also zusammenziehendes und Wasser entziehendes Mittel eingesetzt. Ärzte verordneten die Tinktur zum Gurgeln bei entzündeten, geschwollenen Mandeln oder als Kompresse bzw. Umschlag nach Insektenstichen oder Verletzungen, bei denen Schwellungen bzw. Beulen drohten.

Wein- und Teegenießer schätzen die angenehm bittere Geschmacksnote, die Tannin ihren Lieblingsgetränken verleiht. Sie kennen auch seine adstringierende Wirkung, die bei jedem Schluck an der Mundschleimhaut zu spüren ist.

Das Tannin ist in die Zellwände der Äpfel eingebaut. Beim Zerkleinern und Pressen der Früchte wird es freigesetzt und verfärbt sich durch Reaktion mit dem Luftsauerstoff braun. Apfelsaft und Apfelessig erhalten dadurch ihre typisch goldbraune Farbe.

Kann Essigsäure zu einer Übersäuerung führen?

Vor allem Menschen, die sich sehr bewusst – z. B. nach der Trennkost-Lehre – ernähren, fragen oft, ob ihr Stoffwechsel nicht durch Apfelessig übersäuert wird. Das ist nicht der Fall, denn Essigsäure ist ein Stoffwechselprodukt, das der Körper selbst bildet. Es ist das Ausgangsprodukt für den Abbau von Kohlenhydraten, Fett und Eiweißen zu Energie in unseren Muskelzellen. Der deutschstämmige Biochemiker Hans Adolf Krebs hat diesen biochemischen Prozess – man nennt ihn Krebs- oder Citronensäurezyklus – entdeckt und erhielt dafür 1953 den Nobelpreis.
Bei dem Abbau von Apfelessig entstehen neben Energie lediglich Kohlendioxid CO_2, das über die Lunge abgeatmet wird, und Wasser. Die Angst vor einer Übersäuerung des Stoffwechsels ist also unbegründet.

Apfelessig als Heilmittel: Dosierung und Anwendung

Gibt es Risiken und Nebenwirkungen?

Zu Risiken und Nebenwirkungen des Apfelessigs können Sie ganz beruhigt Ihren Arzt oder Apotheker, aber auch Heilpraktiker, Naturheilkundige oder Experten für Volksmedizin und Hausmittel fragen. Sie werden Ihnen bestätigen: Apfelessig entfaltet seine heilsame Wirkung gegen viele Krankheiten und Beschwerden ohne irgendeine schädliche Nebenwirkung. Unverträglichkeiten oder Allergien gegen Äpfel sind sehr selten.

Deswegen wird auch Ihr naturwissenschaftlich (»schulmedizinisch«) ausgerichteter Arzt keine Bedenken haben, wenn Sie zusätzlich zu seiner verordneten Therapie Apfelessig oder ein mit Apfelessig hergestelltes Heilmittel anwenden. Trotzdem sollten Sie ihn oder Ihren Apotheker vor der Apfelessig-Anwendung fragen, denn es gibt Medikamente – vor allem Salben, Cremes und Lotionen –, deren Wirkstoffe durch die Essigsäure gehemmt oder blockiert werden. Nehmen Sie Tabletten, Kapseln, Tropfen oder medizinhaltige Säfte ein, kann es nötig sein, dass Sie diese mit einem gewissen zeitlichen Abstand zum Apfelessig einnehmen, damit sie sich nicht gegenseitig in ihrer Wirksamkeit beeinträchtigen.

Sie können also Apfelessig problemlos verwenden. Vergessen Sie aber nicht: Er wirkt zwar zuverlässig gegen viele Krankheiten und Beschwerden, aber er ist kein Allheil- oder gar Wundermittel! Und er ersetzt nicht den Besuch beim Arzt oder Heilpraktiker, wenn Ihre Beschwerden nicht nach spätestens zwei Tagen eine Tendenz zur Besserung zeigen. Fieber, das länger anhält, Schmerzen, die nicht abklingen, und ähnliche Symptome können Hinweis auf ernsthafte Erkrankungen sein. Dies sollten Sie unbedingt abklären lassen. Schwere Krankheiten gehören unbedingt in die Hand eines Arztes oder guten Heilpraktikers. Bitte beachten Sie die entsprechenden Hinweise bei den einzelnen Krankheitsbildern.

Ideale Kombination: Apfelessig – Honig – Wasser

Einen reinen Apfelessig-Wasser-Trunk werden nur wenige Menschen Tag für Tag schlucken wollen. Er wäre einfach zu sauer. Natürlich kann man ihn mit ein, zwei Teelöffeln Zucker genießbarer machen. Doch es gibt eine wirklich ideale Alternative – Honig.
In seinem Buch »5 x 20 Jahre leben« beschreibt Dr. Jarvis seinen hohen Wert, besonders, aber nicht nur während einer Schwangerschaft: »Honig ist nicht nur ein vorzügliches Nahrungsmittel. Er besitzt auch zusätzliche Werte. So verhütet er Gärungen im Magen-Darm-Kanal und wird schnell absorbiert. Außerdem enthält er wichtige blutbildende Stoffe. Dank seiner milden abführenden Wirkung beugt er Verstopfungen vor. Als Beruhigungsmittel für den Körper trägt er zum guten Schlaf bei. Und endlich – dies sei vor allem im Hinblick auf das werdende kleine Menschlein betont – fördern zwei Teelöffel Honig zu jeder Mahlzeit den Aufbau eines gesunden Nervensystems.«
Darüber hinaus empfiehlt der Arzt Honig auch als erprobtes Heilmittel

der Volksmedizin bei Husten und anderen Erkrankungen der Atemwege, Stirnhöhlenentzündung, Heuschnupfen, Verbrennungen und Muskelkrämpfen. Vorbeugend könne Honig zudem zu einem langen, gesunden Leben beitragen.

Auch die naturwissenschaftlich orientierte Medizin hat Honig untersucht und bislang über 200 verschiedene Substanzen identifiziert. Zu ihnen gehören mehrere Stoffe, die das Wachstum von Bakterien und Pilzen hemmen. Aus diesem Grund wird Honig übrigens auch auf Intensivstationen zur Wundbehandlung eingesetzt, wenn sich dort ein sogenannter MRSA-Erreger eingenistet hat, gegen den keines der bekannten Antibiotika hilft.

Zu den wertvollen Inhaltsstoffen des Honigs gehören u.a. die Vitamine B_2, B_6, C, Niacin und Pantothensäure sowie die Mineralstoffe Kalzium, Chlor, Kalium, Magnesium, Natrium, Phosphor und Schwefel, außerdem die Spurenelemente Kupfer, Eisen, Fluor, Mangan, Jod und Zink. Dazu kommen verschiedene Enzyme, die für die vielfältigen Heilwirkungen verantwortlich sind.

Die Zugabe von Honig steigert die gesundheitsfördernde und heilende Wirkung des Apfelessig-Trunks daher ganz wesentlich. Trotzdem sollten Sie auf Honig verzichten, wenn Sie an Diabetes leiden oder Übergewicht haben. Denn er besteht zu etwa 80 Prozent aus verschiedenen Zuckerarten. Verwenden Sie ersatzweise einfach einen Schuss hochwertigen Apfelsaft oder einen anderen Frucht- bzw. Gemüsesaft.

Honig ist ein wichtiger Bestandteil des Jarvis-Trunks mit Apfelessig.

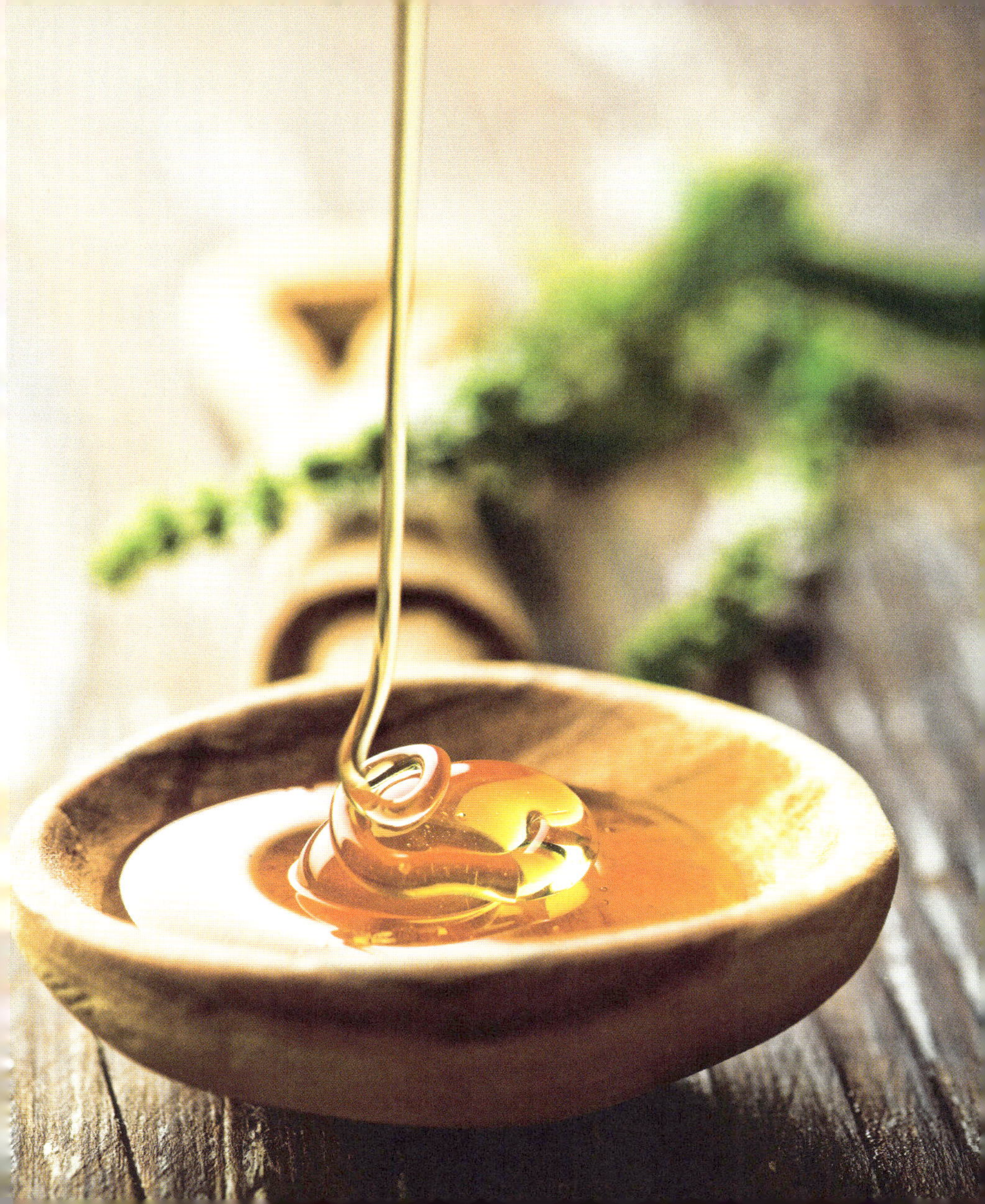

Dosierung für die innere Anwendung

Der amerikanische Arzt Dr. Deforest Clinton Jarvis gilt als Begründer der modernen Apfelessig-Therapie. Seine Rezeptur ist einfach und wird heute in aller Welt erfolgreich eingesetzt. Sie enthält drei Bestandteile: Wasser, Honig und Apfelessig.

Jarvis Apfelessig-Trunk
Ein Glas Wasser – am besten frisch aus der Leitung und nicht zu kalt, ein bis zwei Teelöffel Honig (oder auch mehr, wenn Sie es süßer mögen), ein bis zwei Teelöffel Apfelessig oder Apfel-Heilessig (je nach Geschmack).

Verrühren Sie die Zutaten gründlich, bis sich der Honig vollkommen gelöst hat und trinken Sie das Glas langsam, in kleinen Schlucken, leer. Verteilen Sie die Schlucke über mindestens fünf Minuten, damit die Wirkstoffe möglichst vollständig aufgenommen werden. Wenn es Ihnen nicht »zu heftig« ist, sollten Sie den Trunk möglichst bald nach dem Aufstehen auf nüchternen Magen einnehmen.
Für eine vorbeugende Apfelessig-Kur, die etwa vier Wochen dauern sollte, trinken Sie ein, besser zwei Gläser Jarvis Apfelessig-Trunk über den ganzen Tag verteilt.
Die meisten Rezepturen für die einzelnen Krankheiten und Beschwerden basieren auf dem Jarvis Apfelessig-Trunk, jedoch wird er häufig um weitere heilsame Zusätze ergänzt.

Dosierung für die äußerliche Anwendung

Wenn Sie Apfelessig für Waschungen, Umschläge, Wickel und Kompressen verwenden, hängt die Dosierung von zwei Faktoren ab: Wie lange bleibt er auf der Haut und auf welchen Hautpartien wollen Sie ihn anwenden?
Um die Gründe dafür zu verstehen, hilft folgende Überlegung: Essig enthält eine organische Säure, die Essigsäure. Auch die Haut ist – chemisch gesehen – sauer. Dafür sind vor allem Fettsäuren verantwortlich, die in dem von den Hautdrüsen abgesonderten Talg und anderen Hautfetten stecken. Diese Säuren bilden den natürlichen Schutzmantel der Haut, der sie unter anderem vor Austrocknung sowie dem Angriff gefährlicher Viren, Bakterien und Pilze schützt.
Apfelessig ist sauer, schädigt aber dennoch die Haut, wenn Sie ihn längere Zeit unverdünnt auf die Haut einwirken lassen. Denn nur die Fettsäuren sind in ihrer molekularen Struktur für den Schutz der Haut geeignet, andere Säuren – auch die organische Essigsäure – dagegen nicht. Ja, Essig hat letztlich sogar eine entfettende Wirkung auf die Haut und unverdünnt wirkt seine Säure einfach viel zu scharf.
Wenn Sie Hornhaut und Schwielen ablösen wollen, ist eine Schädigung der obersten Hautschichten erwünscht, ansonsten aber nicht. Verwenden sie daher grundsätzlich verdünnte Apfelessig-Lösungen für Waschungen, Umschläge, Wickel, Kompressen und Verbände.

Äußerliche Anwendungen
In der Regel nehmen Sie für äußere Anwendungen ein halbes Glas Wasser (ca. 100 ml), dem Sie einen Esslöffel Apfelessig oder Apfel-Heilessig

zufügen (nach einem Rezept im Kapitel »Hausmittel aus Apfelessig«). Keinesfalls mehr, denn der Gedanke »Viel hilft viel« ist für die Anwendung auf der Haut grundsätzlich falsch!

Für bestimmte Anwendungen eignen sich spezielle Heilessige besonders gut. Dafür werden Kräuter, Früchte oder Gemüse mit Apfelessig angesetzt und geben ihre Wirkstoffe an den Essig ab. Bei den einzelnen Krankheiten und Beschwerden finden Sie genaue Angaben, welche Heilessige sich für die Behandlung besonders eignen.

In Mund, Rachen und Nase, an den Augen und im Intimbereich befinden sich besonders empfindliche Schleimhäute, an den Augen auch die glasklaren Hornhäute. Hier ist unverdünnter Apfel- oder Heilessig grundsätzlich und ausnahmslos verboten! Er richtet massive Verätzungen an und würde z.B. die Hornhäute trüben, abgesehen von einem schmerzhaften Brennen.

WARNUNG:
Sollte Ihnen versehentlich unverdünnter Essig auf Schleim- oder Hornhaut gelangt sein, spülen Sie die betroffene Partie unbedingt mehrere Minuten lang mit fließendem Wasser. Das Wasser soll kühl, darf aber nicht zu kalt sein, weil sich sonst die feinsten Blutgefäße (Kapillaren) zusammenziehen und die bereits tiefer eingedrungene Säure nicht schnell durch Blut verdünnt und abtransportiert werden kann.

Alternativrezept Apfelschalen-Tee

Wenn Ihnen Apfelessig einfach nicht schmeckt, Sie ihn nicht vertragen oder Sie ihn aus anderen Gründen nicht verwenden möchten, probieren Sie einfach folgendes Rezept: Ersetzen Sie den Essig durch Apfelschalen-Tee. Schneiden Sie die Schalen – natürlich ungespritzter! – Äpfel in kleine Stücke, die Sie schnell trocknen, damit sie keinen Schimmel ansetzen. Falls Sie die Schalen im Backofen trocknen wollen, stellen Sie die Temperatur keinesfalls über 50 °C, da starke Hitze viele wertvolle Inhaltsstoffe zerstört.

Von diesem Tee nehmen Sie pro Tasse immer ein bis zwei Teelöffel. Brühen Sie mit kochendem Wasser auf und lassen Sie den Tee mindestens zehn Minuten ziehen. Sie können ihn heiß, warm oder auch kalt trinken, aber auch für Umschläge verwenden.

Da dem Tee die Essigsäure fehlt, kann er natürlich nicht so intensiv wirken wie der Apfelessig, ist aber eine vertretbare Alternative.

Wo Apfelessig überall zum Einsatz kommt

Desinfizieren und Haltbarmachen von Speisen

Seine besonderen Eigenschaften machen den Apfelessig zu einem Mittel mit einem sehr großen Wirkspektrum.
Zu den wichtigsten Eigenschaften gehört seine desinfizierende Wirkung. Überall auf der Welt nutzt man sie seit Jahrhunderten, z. B. zum Haltbarmachen verderblicher Lebensmittel. Ob Sauerkonserven wie Cornichons, saure Gurken oder Senfgurken, Mixed Pickles, eingelegte Kapern, exotische Gemüse, Kürbis oder Fisch wie auch Sauerbraten und das Beizen von Wild – ursprünglich diente die Säuerung vor der Erfindung des Kühlschranks zunächst dem Haltbarmachen. Erst kreative Köchinnen machten aus dieser Not eine Tugend und verliehen dem Fleisch durch raffiniert gewürzte Essigbeizen besonders leckere Geschmacksnoten.
Fakt ist, dass Essigsäure die meisten schädlichen Keime – vor allem Bakterien, Hefe- und Schimmelpilze – abtötet oder sie zumindest in eine Art Starre versetzt, in der sie kaum noch wachsen oder Schadstoffe abgeben können. Dadurch bleiben die gesäuerten Lebensmittel länger haltbar.

Keimtötende Wirkung

Innerlich angewendet wirkt Apfelessig besonders durch Tannin und Propionsäure tief in den Darm hinein gegen schädliche Keime. Vor allem

wird der Darmpilz Candida Albicans, der für viele Beschwerden verantwortlich sein kann, von den beiden Wirkstoffen sehr effektiv bekämpft. Den Bakterien und Pilzen der normalen Darmflora schaden sie dagegen nicht, weil sie an die besonderen »Lebensbedingungen« dort hervorragend angepasst sind.
Essigsäure wird im Darm relativ schnell abgebaut und zeigt daher kaum keimtötende Wirkung. Dafür kommt sie bei den äußerlichen Anwendungen zum Einsatz. Bei Furunkeln, Abszessen und offenen Wunden können Sie auf ihre desinfizierende Wirkung vertrauen. Dabei hat Apfelessig den Vorteil, dass die meisten Keime, gegen die Essigsäure nicht wirken sollte, von Tannin oder Propionsäure abgetötet werden.
Werden Wunden gründlich mit Apfelessig-Wasser ausgewaschen, kann das mitunter sogar eine Antibiotikum-Therapie überflüssig machen. Eine Tetanus-Spritze wird Ihnen Ihr Arzt vielleicht trotzdem empfehlen, denn diese Krankheit, der höchst gefährliche Wundstarrkrampf, wird von Viren verursacht, gegen die Apfelessig nicht wirkt.

Verdauungsfördernde Wirkung

Die Verdauung beginnt im Mund, wenn Sie beim Kauen die Nahrung mit Speichel vermischen. Das lässt einerseits den Speisebrei besser in den Magen rutschen, andererseits leiten die Speichel-Enzyme die Verdauung bereits ein, indem sie z. B. Stärke, die in Backwaren, Kartoffeln und Nudeln enthalten ist, in Zucker aufspalten.
Manche Menschen haben allerdings zu wenig Speichel. Ihnen kann es

helfen, vor jeder Mahlzeit ein Glas Jarvis Apfelessig-Trunk zu trinken. Wem das nicht schmeckt, der sollte die übliche Menüfolge umkehren und als Erstes einen Salat essen, der mit einer Essigmarinade angemacht ist. Wer keinen Salat mag, dem hilft oft schon, einfach an einer Essigflasche zu riechen, um den Speichelfluss anzuregen. Dabei sollte man aber darauf achten, die Nase nicht direkt über die Flaschenöffnung zu halten, weil der stechende Geruch einem buchstäblich den Atem nehmen kann. Auch tiefer im Verdauungstrakt entfaltet Apfelessig seine verdauungsfördernde Wirkung. Der Jarvis Apfelessig-Trunk regt die Produktion von Magensaft an, der unter anderem tierisches und pflanzliches Eiweiß in seine Bausteine zerlegt, damit sie im Darm komplett verdaut werden können.

Anregung des Stoffwechsels

Auch Ihr Körper produziert Essigsäure – und zwar bis zu 100 Gramm pro Tag. Sie ist ein Zwischenprodukt bei Stoffwechselvorgängen, die der Energiegewinnung sowohl aus der aufgenommenen Nahrung als auch aus Fettdepots in der Leber oder den Fettpölsterchen dienen.
Zu den Hauptursachen der Fettleibigkeit zählt unregelmäßiges Essen. Viele Menschen wundern sich, dass sie dicker werden, obwohl sie täglich kaum mehr als 1000–1500 Kilokalorien aufnehmen. Allerdings verteilen sie die ganze Energie oft auf nur eine oder zwei Mahlzeiten – und überfordern damit ihren Organismus. Fällt aber die wichtigste Mahlzeit des Tages, das Frühstück, oder eine andere Mahlzeit aus, schaltet der Organismus auf ein radikales Energiesparprogramm um. Er schont die in der

Das Frühstück ist eine wichtige Mahlzeit – fällt es aus, schaltet der Organismus aufs Energiesparprogramm um.

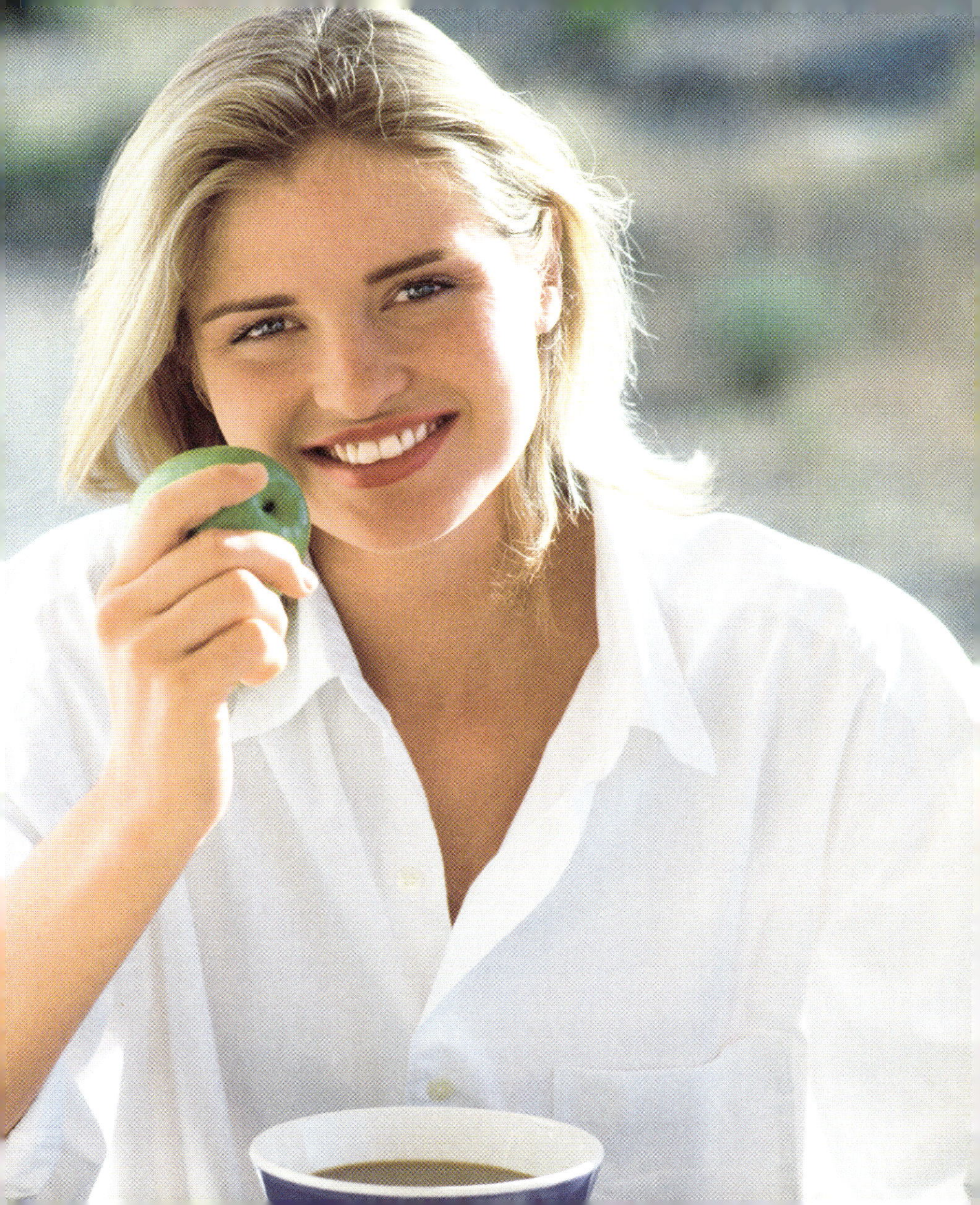

Leber und den Fettdepots angelegten Energiereserven und unterhält nur die unbedingt lebenswichtigen Stoffwechselvorgänge. Erhält er dann mit einer großen Mahlzeit plötzlich sehr viel Energie, wandelt er diese bevorzugt in Fett um – als Vorrat für die nächste Mangelperiode. Und die Waage zeigt wieder ein paar hundert Gramm mehr an …
Apfelessig kann Ihnen helfen, diesen Teufelskreis zu durchbrechen. Denn der Jarvis Apfelessig-Trunk regt den Stoffwechsel und damit den Energieverbrauch an. Allerdings kann er keine Wunder vollbringen. Wenn Sie wirklich abnehmen wollen, müssen Sie darauf achten, Ihre Nahrungszufuhr auf mindestens drei Mahlzeiten zu verteilen und nicht mehr Nahrung zu sich zu nehmen, als Sie an Energie verbrauchen. Und wenn Sie nicht gleichzeitig beginnen, Ihrem Körper mit Bewegung oder Sport den Abbau überschüssiger Fettreseven zu ermöglichen, werden Sie kaum wirklich erfolgreich abnehmen können.

Aktiver Zellschutz

Ihr Körper besteht aus 100 Billionen Zellen. Sie erfüllen die verschiedensten Aufgaben und haben eine sehr unterschiedliche Lebensdauer, ehe sie sich teilen und dabei neue Zellen entstehen, um die alten, verbrauchten zu ersetzen. Dementsprechend teilen sich einige Zellen sehr langsam, andere sehr schnell. Zu denen, die sich manchmal innerhalb weniger Stunden und Tage teilen, gehören verschiedene Zellen unseres Immunsystems.
Es ist ein geradezu geniales System – solange es nicht gestört wird. Denn

es sorgt dafür, dass in unserem Organismus überwiegend aktive, frische Zellen die Funktionsfähigkeit der Organsysteme sicherstellen.

Allerdings hat das System der permanenten Zellerneuerung einen »Pferdefuß«. Vor jeder Teilung muss die Zelle ihre Gene kopieren, um dieses Erbgut an die Tochterzelle weiterzugeben. Es enthält unter anderem sämtliche Informationen und Arbeitsanweisungen, die jede Zelle zum Erfüllen ihrer Aufgaben braucht. Gespeichert sind diese Informationen in den sehr langen Molekülen der Erbsubstanz DNS.

Die DNS liegt normalerweise straff aufgespult und gut geschützt im Zellkern. Doch vor der Teilung löst sich der Kern auf und die DNS entfaltet sich, um Platz zu schaffen für das Kopieren. In dieser Phase ist sie ungeschützt und äußerst anfällig für Störungen.

Treffen nun aggressive Moleküle – man nennt sie »freie Radikale« – auf den DNS-Strang, kann dies zu fatalen Schäden führen, weil die Erbinformationen verändert werden. Auch wenn es verwunderlich klingt: Die optimale Folge solcher Störungen oder Mutationen ist das Absterben der neuen Zellen, weil ihr Erbgut keine vollständigen Anweisungen enthält – weder zum Überleben noch zu ihrer Funktion im Körper. Im schlimmste Fall führen solche Kopierfehler zum Entstehen von Krebszellen.

Die zunehmende Konzentration von Giftstoffen und neuen synthetischen Substanzen in der Luft und unseren Nahrungsmitteln, aber auch starke Sonneneinstrahlung tragen zum Entstehen von immer mehr freien Radikalen bei. Das probateste Mittel, um unseren Organismus vor solchen Angriffen zu schützen, sind sogenannte Radikalenfänger. Dazu gehören z. B. viele Vitamine – neben Vitamin C vor allem Beta Carotin (Provitamin A). Beide sind im Apfelessig in einer chemischen Form enthalten, die der Körper sehr viel besser aufnehmen kann als das Beta Carotin aus Möhren, grünen Gemüsen oder Obst, in denen es auch enthalten ist.

Cholesterin senken

Ein wesentlicher Bestandteil des Apfelessigs ist Pektin. Es übersteht sowohl die alkoholische als auch die Essiggärung unbeschadet. Sie kennen es z. B. als Geliermittel für Marmelade, weil die Eiweiße, aus denen Pektin besteht, große Mengen Wasser aufnehmen können und dadurch aufquellen. Im Organismus bindet Pektin dagegen Gallensäuren, aus denen die Blutfette des Cholesterins aufgebaut sind. Viele Menschen haben zu viel Cholesterin im Blut, das für Ablagerungen in den Schlagadern, die Arterienverkalkung oder Arteriosklerose verantwortlich sein soll.
Wenn Sie regelmäßig pektinhaltige Lebensmittel zu sich nehmen, entsteht im Darm ein Mangel an Gallensäuren. Die unverdaulichen Pektinmoleküle umschließen die Säuren wie ein Mantel. Sie quellen dabei auf wie beim Gelieren von Marmelade und nehmen den Gallensaft mit auf ihrem Weg durch den Darm. Dadurch verbleibt im Speisebrei nicht verdautes Fett und die Leber produziert sofort Gallensaft nach. Die »Zutaten« dafür, also auch Cholesterin, filtert sie aus dem Blut, in dem es in großen Mengen gelöst ist. Auf diese Weise sinkt der Cholesterinspiegel spürbar ab. In wissenschaftlichen Studien wurde nachgewiesen, dass Menschen, die regelmäßig pektinhaltige Lebensmittel zu sich nehmen, ihren Cholesterinspiegel um bis zu 30 Prozent senken können.

Kalzium und Osteoporose

Vor allem ältere Menschen leiden oft an einem starken Kalziummangel, der dazu führt, dass der Mineralstoff in den Knochen abgebaut wird. Dadurch verlieren die Knochen ihre Stabilität und werden porös. Die Folge sind häufig Knochenbrüche selbst bei leichten Stürzen. Außerdem halten häufig Wirbel dem Gewicht des Körpers nicht mehr stand und zerbröseln regelrecht. Das ist ein Grund dafür, dass ältere Menschen »schrumpfen«. Apfelessig enthält genauso viel Kalzium wie frische Äpfel und es kann fast vollständig vom Körper aufgenommen werden, weil es an Citronensäure gebunden ist – allerdings kann man Apfelessig nicht als wichtigen Lieferanten dieses Minerals oder als Mittel zur Vorbeugung gegen Osteoporose bezeichnen, wie es häufig geschieht. Dafür sind die Mengen, die man im Apfelessig-Trunk oder in mit Essig gewürzten Speisen zu sich nimmt, einfach zu gering.
Die Deutsche Gesellschaft für Ernährung (DGE) empfiehlt für Erwachsene eine tägliche Zufuhr von 1000 Milligramm (1 Gramm) Kalzium. In einem Esslöffel Apfelessig ist allerdings kaum mehr als 1 Milligramm enthalten. Aber immerhin gehört er zu den wenigen Essigsorten, die überhaupt Kalzium enthalten, und auch deswegen ist es sinnvoll, ihn zu verwenden: in der Küche und als Jarvis Apfelessig-Trunk.

Erkältungen und Infektionen

Da Apfelessig eine starke antibiotische Wirkung gegen schädliche Bakterien hat und die körpereigene Abwehr stärkt, ist er ein hervorragendes

Mittel zur Vorbeugung und Behandlung von Erkältungen und Infektionskrankheiten. Sobald die kühle Herbstwitterung einsetzt, sollten Sie täglich ein Glas Jarvis Apfelessig-Trunk am Morgen zu sich nehmen.
Wenn Sie sich bereits eine Erkältung oder Infektionskrankheit eingefangen haben, können Sie auf Apfelessig vertrauen und mehrmals täglich ein Glas der Mischung trinken. Wenn Sie dabei mehr Honig als sonst üblich einrühren,wird die Wirkung deutlich verbessert.
Sobald Sie aber höheres Fieber bekommen, sollten Sie Ihren Arzt aufsuchen. Fieber wird von Viren ausgelöst, gegen die Honig und Apfelessig ebenso wenig wirken wie Antibiotika aus der Apotheke. Vor allem, wenn Sie an einer chronischen Erkrankung wie Herz-Kreislauf-Krankheiten leiden, kann Fieber gefährlich werden.

Herz, Kreislauf, Blutgefäße

Dr. Jarvis vermutete, dass die Essigsäure die Verkalkung in den Blutgefäßen löst. Dadurch werde das Herz entlastet und der Kreislauf könne wieder normal funktionieren. Für diese Auffassung gibt es bis heute allerdings keine Beweise, ja sie scheint eher falsch zu sein, da die Essigsäure während der Verdauung abgebaut wird.
Trotzdem ist Apfelessig ein wirksames Mittel auch für Herz, Kreislauf und die Blutgefäße. Denn er verbessert die Blutzirkulation im Körper, da z. B. die roten Blutkörperchen durch ihn flexibler werden und leichter die engsten Haargefäße in allen Organen passieren können. Außerdem macht Apfelessig das Blut dünnflüssiger. Beides zusammen sorgt dafür,

dass die verschiedenen Gewebe besser mit Sauerstoff und Nährstoffen versorgt und von Schlackestoffen befreit werden.

Hautkrankheiten

Kein Organ ist so sehr den Umwelteinflüssen ausgesetzt wie die Haut. Vor allem die Sonnenstrahlung und Schadstoffe aus der Umwelt setzen ihr zu. Sie greifen ihre Zellen an, führen zu vorzeitiger Alterung und im Lauf der Zeit zu vielen Knötchen und Verhärtungen. Dadurch kann die Haut an vielen Stellen ihre Aufgaben nicht mehr richtig wahrnehmen.
Apfelessig ist zwar scharf und – wenn man ihn unverdünnt anwendet – auch ätzend. Aber er schützt und regeneriert den natürlichen Säureschutzmantel der Haut. Außerdem regt er den Stoffwechsel und damit Selbstheilungsprozesse an. Deswegen ist Apfelessig bei vielen Krankheiten und Verletzungen der Haut ein hochwirksames Heil- und Pflegemittel.

Erste Hilfe bei Verletzungen

Auch bei Verletzungen ist Apfelessig das Hausmittel der Wahl, denn er tötet viele schädliche Keime in Wunden ab und beschleunigt durch die Anregung des Stoffwechsels die natürlichen Heilungsprozesse in Wunden und bei vielen Verletzungen, die sich im Haushalt, beim Sport und in anderen Bereichen ereignen können.

Krankheiten und Beschwerden von A bis Z

Bei den folgenden Rezepten werden auch verschiedene Heilkräuter verwendet, die Sie nicht zu Hause haben dürften. Sie sollten diese am besten in Ihrer Apotheke besorgen, weil nur dort garantiert ist, dass Sie sie in Bioqualität enthalten. In der Regel wird Ihr Apotheker die Kräuter entsprechend dem jeweiligen Rezept abwiegen und mischen – und Sie können sicher sein, dass Sie jeweils die richtige Menge für Ihr Rezept erhalten.

Abgeschlagenheit, Müdigkeit

Chronische Müdigkeit und Abgespanntheit sind häufig Folgen eines überreizten Nervensystems und falscher Lebensgewohnheiten – wie zu schwere und große Mahlzeiten, übermäßiger Genuss von Süßigkeiten, Kaffee und Alkohol – sowie zu wenig Bewegung. Auch häufiger Stress und Ärger machen auf Dauer müde.

Wie Apfelessig wirkt

Apfelessig regt den Stoffwechsel auf milde, aber nachdrückliche Weise an. Er wirkt daher stabilisierend und kräftigend bei allen Formen von Abgeschlagenheit und Kraftlosigkeit.

Was Sie tun können

In diesen Fällen hat sich eine besonders konzentrierte Therapie mit Apfel-

Auch bei Abgeschlagenheit und Müdigkeit hilft Apfelessig.

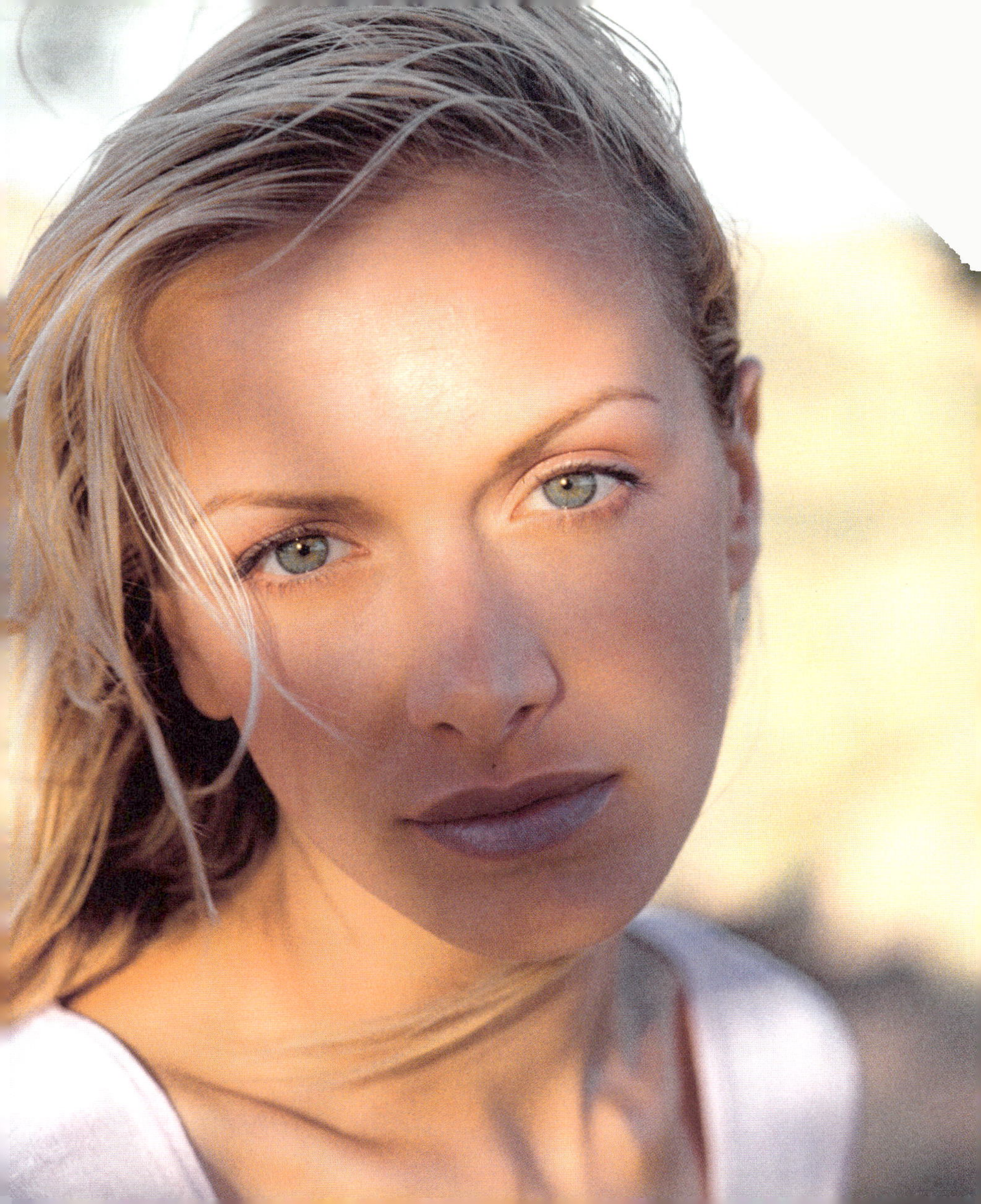

…Mischen Sie eine halbe Tasse Honig mit drei Teelöffeln …on nehmen Sie täglich vor dem Schlafengehen einen Tee… So können Sie ruhig schlafen. Sie wachen am nächsten Morgen ausgeruht und mit frischer Kraft auf.
Bewahren Sie die Mischung im Kühlschrank auf – Sie sollten sie nicht länger als eine Woche aufbewahren.

Wie wäre es mit einer wirksamen Entschlackung, z. B. bei einer zweitägigen (Frühjahrs-) Kur? Hierzu gehört der Jarvis Apfelessig-Trunk. Sie können dem Getränk in diesem speziellen Fall auch einen Teelöffel Süßmolke aus dem Reformhaus oder Milchzucker (nicht bei einer Allergie gegen Milchzucker!) zusetzen, um den Darm gründlich zu reinigen und Stoffwechselschlacken aus dem Organismus zu entfernen. Während der Kur sollten Sie die Mischung morgens, mittags und am frühen Abend trinken. Idealerweise dauert die Kur zwei Tage lang. Die beste Wirkung erzielen Sie, wenn Sie in dieser Zeit fasten und zusätzlich zum Apfelessig mindestens zwei Liter Mineralwasser, Gemüsebrühe (ohne Einlagen!) oder Kräutertees trinken.

Aufstoßen, saures, Schluckauf

Das Aufstoßen ist eine natürliche Erscheinung, die jedoch quälend und unangenehm werden kann, wenn sie gehäuft auftritt und von einem brennenden Gefühl begleitet wird. Es wird durch Magensäure hervorgerufen, die zusammen mit der Luft aus dem Magen tritt und die Schleimhaut der Speiseröhre angreift.

Was Sie tun können

Geben Sie bei quälendem Schluckauf fünf Tropfen reinen Apfelessig auf einen Teelöffel – eventuell mit etwas Zucker, wenn Sie den Essig nicht pur schlucken möchten.

Außer diesem Rezept gibt es noch einige erprobte Hausmittel mit Apfelessig gegen den Schluckauf. Mischen Sie eine halbe Tasse Wasser mit einem halben Teelöffel Apfelessig und füllen Sie die Tasse mit Zitronensaft auf. Trinken Sie das Gemisch in kleinen Schlucken, wenn möglich ungesüßt. Manchmal hilft es auch, den Oberkörper mit reinem Apfelessig einzureiben – aber achten Sie auf mögliche Hautreaktionen!

Ausschläge

Ob Rötungen, Bläschen oder große Quaddeln – Ausschläge sind sehr unangenehm, weil sie jucken oder schmerzen, oft auch nässen. Sie treten sehr plötzlich, innerhalb weniger Minuten auf, manchmal ohne erkennbare Ursache, in anderen Fällen nach dem Berühren oder dem Essen eines Allergie auslösenden Stoffes (Allergen).

Leiden Sie öfter unter Ausschlägen, sollten Sie sich unbedingt von einem erfahrenen Hautarzt oder Allergologen untersuchen lassen, damit das oder die Allergene festgestellt werden können.

Wie Apfelessig wirkt

Essigwasser fördert vor allem auch die Heilung von Hautleiden, weil es den natürlichen Säuremantel der Haut unterstützt. Daher kann man ihn – in der richtigen Verdünnung – auch zur Heilung vieler krankhafter Prozesse der Haut einsetzen.

Was Sie tun können

Behandeln Sie grundsätzlich nur Ausschläge, bei denen die Haut nicht verletzt, also nicht offen ist. Sobald Blut oder wässriges Lymphsekret austritt, müssen Sie die äußerliche Behandlung unterbrechen, bis die Flüssigkeit abgetrocknet ist.

Grundsätzlich sollten Sie zwischen den Apfelessig-Anwendungen die Haut mit einer möglichst dünnflüssigen, leicht fettenden Lotion pflegen. Tragen Sie im Abstand von ein bis zwei Stunden verdünnten Apfelessig – zwei Esslöffel auf ein Glas möglichst kaltes Wasser – auf die erkrankten Hautpartien auf und lassen Sie ihn einziehen. Wenn es die Haut verträgt, ohne dadurch noch stärker gereizt zu werden, können Sie auch etwas höher konzentrierte Lösungen verwenden.

Große Wirkung auf Ausschläge erzielt ein Mittel der Volksmedizin, das auch in der Vermonter Heimat von Dr. Jarvis verwendet wird: Rühren Sie eine cremige Paste aus Apfelessig und Maismehl, die Sie auf die Pusteln und Bläschen auftragen. Sobald die Paste abgetrocknet ist, können Sie sie vorsichtig entfernen.

Sind größere Hautpartien oder die gesamte Körperoberfläche betroffen, ist es sinnvoller, ein Bad bei angenehmer Temperatur zu nehmen, dem

Sie zwei bis drei Tassen Apfelessig beigeben. Zur Linderung des Juckreizes können Sie auch naturbelassene ätherische Öle, z. B. Thymianöl oder Menthol, zufügen (minimal fünf Tropfen).

Blähungen

Blähungen entstehen durch Fäulnisbakterien und andere Keime sowie bei der Verdauung von sehr zellulosereicher Nahrung wie Hülsenfrüchten, Zwiebeln oder Vollkornprodukten.

Wie Apfelessig wirkt
Wenn Sie häufig unter Blähungen leiden, trinken Sie kurz vor jeder Mahlzeit ein Glas des Apfelessig-Trunks in kleinen Schlucken, die Sie möglichst lang im Mund behalten sollten, damit sich Speichel untermischen kann.

Aufstoßen, Blähungen und Sodbrennen können Sie reduzieren, indem Sie Iangsam und gründlich kauen, statt ein, zwei großer Mahlzeiten lieber fünf bis sechs kleine Mahlzeiten einnehmen, schwer verdauliche Speisen (Gebratenes und Fettgebackenes, vor allem, wenn es paniert ist, Vollkornbrot, sehr Fettes oder Süßes, stark gesalzene und gewürzte Gerichte) möglichst meiden. Auch viele Knabbereien können die Beschwerden auslösen.

Blaue Flecken und Beulen

Heftige Stöße, Stürze oder Schläge hinterlassen neben Schmerzen oft hässliche, deutlich sichtbare Zeugen: Blaue Flecken und Beulen.

Was Sie tun können

Blaue Flecken und Beulen verschwinden schneller, wenn Sie eine Kompresse auflegen, die mit einer Apfelessig-Salz-Lösung getränkt ist. Erwärmen Sie eine Vierteltasse Apfelessig und rühren Sie einen halben Teelöffel Salz ein. Tauchen Sie ein Stück Verbandmull oder ein Kosmetikpad ein und legen Sie die Kompresse auf die verletzte Stelle. Mehrmals und neu auflegen.

Durchfall

Ursachen können Entzündungen, Vergiftungen oder Infektionen sein. Durchfall entsteht, wenn der Darm den Nahrungsbrei nicht richtig verdaut und ihn zu schnell hinausbefördert. Ursache dafür sind viel zu schnelle Darmbewegungen, die vor allem die Aufnahme von Wasser im Dickdarm verhindern oder stark einschränken.

Da die Nieren weiterhin Wasser und Salze ausscheiden, drohen schon relativ bald gefährliche Mineralstoffverluste und vor allem die Austrocknung des Organismus.

Was Sie tun können
Trinken Sie bei Durchfall mehrmals täglich in kleinen Schlucken ein Glas Wasser, in das Sie einen Teelöffel Apfelessig rühren.

Erkältungen und Infektionen

Nasskaltes Wetter, Stress, Krankheiten, seelische Probleme … viele Faktoren können Ihre körpereigene Abwehr beeinträchtigen und Viren, Bakterien, Pilzen oder anderen Erregern den Angriff auf Ihren Organismus erleichtern. Aber auch ein starkes Immunsystem kann nicht alle Angriffe verhindern, vor allem, wenn es sich um neue Keime handelt, die es noch nicht sofort erkennen kann. Besonders gefährdet sind die Schleimhäute von Nase und Luftröhre, in denen sich die Eindringlinge bevorzugt festsetzen. Während Viren schnell in den Blutkreislauf gelangen und Fieber, Kopfschmerzen, Durchfälle und ein allgemeines Schwächegefühl auslösen können, nutzen überall vorhandene Bakterien die günstige Gelegenheit: Weil die Abwehr sich auf die Viren konzentriert, können die Bakterien Schnupfen und Husten mit eitrigem Auswurf hervorrufen.

Wie Apfelessig wirkt
Apfelessig wirkt nicht nur antibakteriell, er steigert auch die Abwehrkräfte. Daher ist er ein hervorragendes Mittel zur Vorbeugung und Behandlung von Erkältungen und Infektionen. Sind die Beschwerden allerdings mit höherem oder länger als zwei Tage andauerndem Fieber verbunden, müssen Sie ärztliche Hilfe in Anspruch nehmen.

Was Sie tun können

Bei Erkältungen und Infektionen nehmen Sie mehrmals täglich den Apfelessig-Trunk zu sich. Leichtes Fieber bekämpfen Sie sehr wirksam mit kalten Wadenwickeln. Mischen Sie einen Viertelliter Apfelessig unter drei Viertelliter Wasser und tränken Sie mit der Lösung zwei Leinenlappen. Drücken Sie die Tücher aus, sodass sie gut feucht sind, aber nicht tropfen, und legen Sie sie um die Waden. Darüber wickeln Sie jeweils ein Frotteehandtuch und packen sich warm ein. Immer, wenn der Wickel spürbar trockener geworden ist, wiederholen Sie die Prozedur über mehrere Stunden. Nach dem gleichen Muster können Sie auch das Fieber über die Füße ableiten, indem Sie Baumwollsocken mit dem Apfelessigwasser tränken und dann die Füße mit Frottee einpacken.

Brustwickel

Dieser Brustwickel hat sich bei Grippe und Erkältung bewährt: Erhitzen Sie einen Liter Wasser bis zum Siedepunkt und geben Sie eine Tasse Apfelessig zu. Tauchen Sie ein ausreichend großes Tuch in die Flüssigkeit. Breiten Sie auf dem Bett eine Wolldecke und darüber ein trockenes Frotteetuch aus, darauf kommt das heiße Apfelessigtuch. Der Patient legt sich mit dem Rücken auf das Tuch, das fest um die Brust gewickelt wird. Dabei muss das feuchte Tuch immer direkt auf der Haut liegen. Nach zehn bis 15 Minuten packen Sie den Patienten aus und lassen ihn gut zugedeckt weiterschwitzen.

Erschöpfungszustände

Erschöpfungszuständen können Sie wirkungsvoll begegnen, wenn Sie die Trinkkur (s. S. 58) durch Massagen mit Apfelessig ergänzen. Das fördert die Durchblutung und pflegt als angenehmen Nebeneffekt auch Ihre Haut.

Wie Apfelessig wirkt
Wärmen Sie einen Liter Wasser auf eine angenehme Temperatur an und geben Sie drei bis vier Esslöffel Apfelessig hinein. Träufeln Sie immer einige Tropfen davon in die Handflächen und reiben Sie damit in dieser Reihenfolge Arme und Schultern, Bauch, Brust und Rücken (hier wäre es natürlich hilfreich, wenn jemand anderer Sie massiert), Beine und die Füße ein. Massieren Sie jeweils so lange, bis die Flüssigkeit in die Haut eingedrungen ist.
Arbeiten Sie bei der Massage immer von außen zum Herzen hin, um den Blutfluss in die natürliche Richtung anzuregen. Dabei kommt es darauf an, die Apfelessig-Wasser-Lösung gleichmäßig und leicht in die gesamte Haut zu massieren. Diese Massage eignet sich auch besonders gut für gegenseitige Partnerpassagen.

Füße, geschwollene/»Wasser« in den Beinen

Wenn Sie Probleme haben, Ihre bisher passenden Schuhe anzuziehen, und auf der Haut über dem Rist oder am Sprunggelenk sehen, dass eine

sichtbare Delle zurückbleibt, wenn Sie mit einem Finger daraufdrücken, haben Sie geschwollene Füße. Die Schwellung besteht meist aus Lymphe und Blutflüssigkeit, die aus den Adern ausgetreten ist und sich im Gewebe einlagert.
Vor allem, wenn Sie an heißen Tagen schwer gearbeitet haben oder viel gelaufen sind, kommt es zu den Schwellungen in den Füßen oder Beinen, die in der Regel über Nacht verschwinden. Wenn Ihre Füße regelmäßig anschwellen und selbst eine Hochlagerung zu keiner Verbesserung führt, sollten Sie unbedingt zum Arzt gehen, weil dann z. B. eine Herz- oder Nierenerkrankung oder Allergie die Ursache sein könnte.

Wie Apfelessig wirkt

Zusammen mit mäßiger Wärme und Bewegung bringt Apfelessig die Durchblutung in den Beinen und Füßen wieder in Schwung, sodass die aus den Blutgefäßen ausgetretene Flüssigkeit abtransportiert werden kann.

Was Sie tun können

Ergänzend zur medizinischen Therapie helfen abendliche Fußbäder, am besten in der Badewanne. Lassen Sie knöchelhoch warmes, aber nicht heißes Wasser einlaufen und geben Sie drei Tassen Apfelessig dazu. Gehen Sie in der Wanne vorsichtig einige Schritte hin und her, bis sich die Füße entspannter anfühlen. Lassen Sie anschließend die Lösung an der Luft verdunsten. Danach halten Sie die Füße gut warm und lagern sie möglichst hoch.
Halten die Beschwerden an, machen Sie einen Umschlag. Befeuchten Sie

Bei müden und geschwollenen Füßen und Beinen tut eine Massage gut – aber auch ein Fußbad mit Apfelessig.

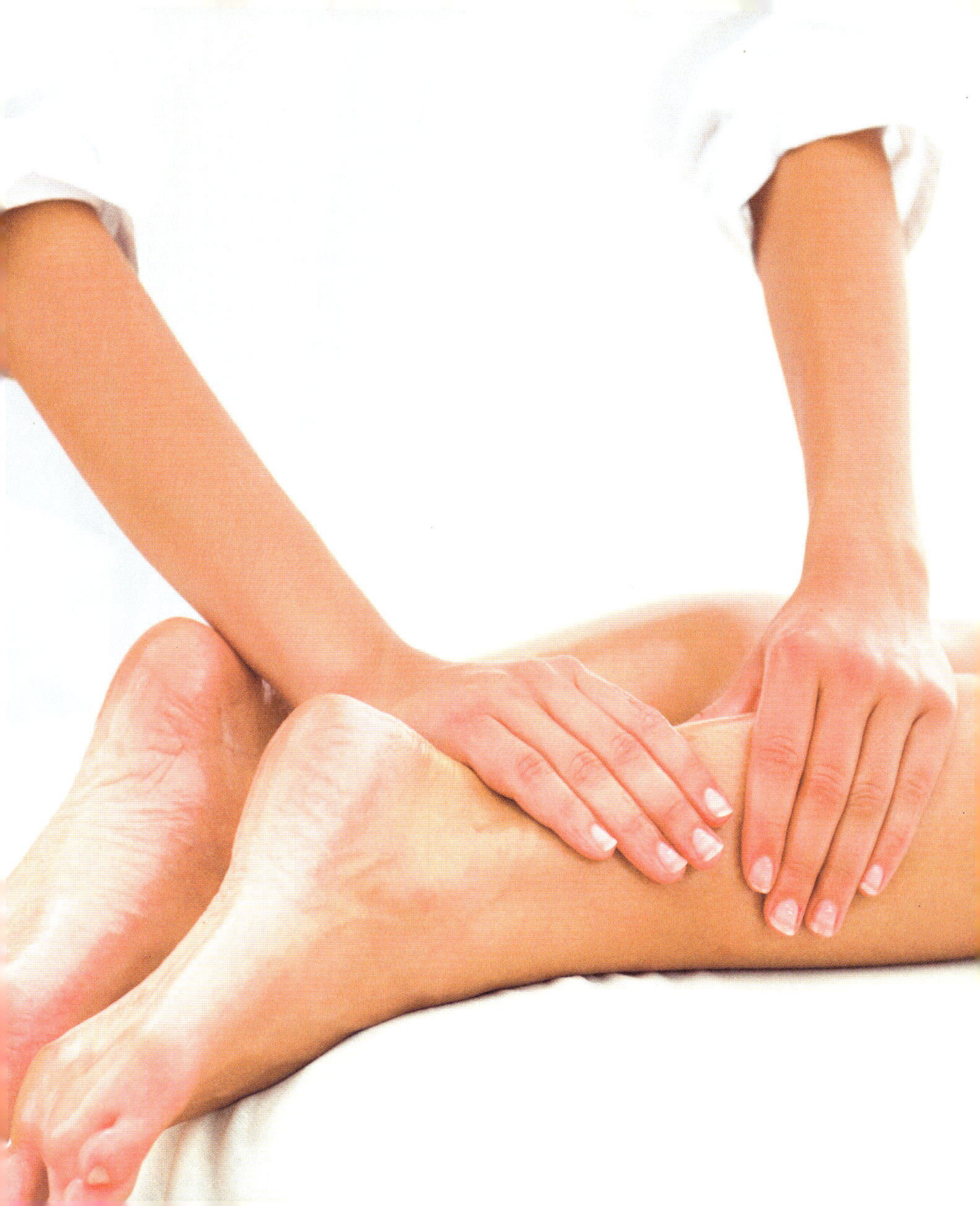

ein Leinentuch (z. B. Geschirrtuch) mit unverdünntem Apfelessig. Falls es zu jucken beginnt, spätestens aber nach einer halben Stunde, müssen Sie den Umschlag entfernen, um Hautreizungen zu vermeiden.

Füße, müde

Langes Gehen und Stehen oder ungewohnte Belastungen lassen oft die Beine schwer werden. Grund ist eine Überlastung der Muskulatur, oft verbunden mit einer gestörten Durchblutung.

Wie Apfelessig wirkt
Äußerlich wie innerlich regt Apfelessig den Stoffwechsel und eine bessere Durchblutung an. Dadurch werden die Muskeln besser mit Energie und Mineralstoffen versorgt, sodass die Beschwerden abklingen.

Was Sie tun können
Trinken Sie ein- bis zweimal täglich den Jarvis Apfelessig-Trunk.
Müde Füße werden durch folgendes Bad wieder erfrischt:
50 g Eibischwurzel
50 g Hauswurzblätter
50 g Malvenblüten
100 g Walnussblätter

Lassen Sie einen Liter Wasser aufkochen, geben Sie die gemischten Kräuter dazu und lassen Sie alles zehn Minuten leicht weiterköcheln. Geben

Sie anderthalb Tassen Apfelessig dazu, seihen Sie den Sud ab und baden Sie die Füße mindestens 15 Minuten darin.

Furunkel, Karbunkel, Abszesse

Körperbehaarung ist durch reibende Kleidung, Rasur oder Wachsbehandlungen und andere Einflüsse einer starken Belastung ausgesetzt. Dabei kann es passieren, dass auf der Haut lebende Keime entlang des Schaftes bis zur stark durchbluteten Haarwurzel gelangen und dort eine eitrige Infektion (Abszess) auslösen können. Diese sogenannten Furunkel wachsen sehr schnell, sind druck- und wärmeempfindlich und vor allem ziemlich schmerzhaft.
Dringen die Eiterreger in das umliegende Gewebe ein, entstehen oft Karbunkel von mehreren Zentimetern Durchmesser.

Wie Apfelessig wirkt
Die antibiotische Wirkung des Apfelessigs bremst das Wachstum der Keime. Darüber hinaus regt er den Stoffwechsel und damit die Selbstheilungskräfte an.

Was Sie tun können
Um weiteren Furunkeln vorzubeugen, waschen Sie die Haut großflächig mit einer Mischung von einer Vierteltasse Apfelessig und einer Tasse warmem Wasser ab. Dies empfiehlt sich auch allgemein vorbeugend, wenn Sie Körperhaare rasiert oder mit Wachs herausgerissen haben.

Damit Furunkel und Abszesse sich schneller öffnen und abheilen, können Sie folgende Packung anwenden: Zerkleinern Sie 100 Gramm Bockshornkleesamen grob im Mixer oder Mörser. Kochen Sie ihn mit etwas Wasser und einem Teelöffel Apfelessig zwei bis fünf Minuten lang auf kleiner Flamme zu einem streichfähigen Brei. Verwenden Sie möglichst wenig Wasser und gießen Sie beim Kochen immer wieder nur kleinere Mengen nach, um eine pastenartige Konsistenz zu erhalten.
Streichen Sie ein bis zwei Esslöffel des Breis auf eine Mullkompresse, legen Sie sie auf den Furunkel oder Karbunkel und fixieren Sie alles mit einem Mullverband. Achten Sie darauf, dass die Packung nicht drückt. Erneuern Sie die Auflage alle drei bis vier Stunden, bis der Abszess sich öffnet.

Das folgende Rezept ist etwas aufwendiger und nur geeignet, wenn Wärme die Schmerzen nicht zu sehr verstärkt:
20 g Arnikablüten
20 g Malvenblüten
15 g Johanniskraut
20 g Bockshornkleesamen
25 g Kamille
25 g Ringelblumenblüten
25 g Kamille
25 g Schachtelhalm
20 g Leinsamen
50 g Beinwellwurzeln

Mischen Sie alle Zutaten und geben Sie vier bis fünf Esslöffel der Mischung in ein Leinen- oder Mullsäckchen (hervorragend eignet sich auch ein Schlauchverband). Gießen Sie in einen möglichst kleinen Topf ungefähr zwei Zentimeter hoch Wasser ein und bringen Sie es zum Kochen. Dann gießen Sie eine Tasse Apfelessig dazu, legen das Kräuterkissen hinein und drücken es mit einem Löffel gut in die kochendheiße Flüssigkeit. Drücken Sie die Flüssigkeit leicht aus und legen Sie das Kissen so heiß, wie Sie es aushalten, auf die betroffene Stelle. Legen Sie einen Schal oder ein Wolltuch darüber und halten Sie das Kissen möglichst warm. Sie können das Kissen sechs- bis achtmal in der Flüssigkeit erhitzen und wieder auflegen. Dann muss die Kräutermischung erneuert werden. Es reicht, wenn Sie die ganze Prozedur einmal täglich durchführen.

Gicht

Meist tritt sie urplötzlich, ohne Vorwarnung auf mit extrem heftigen Schmerzen, Schwellung und starker Rötung in und rund um ein Gelenk – beim ersten Mal ist meist das Grundgelenk einer großen Fußzehe betroffen. Auch die Sprunggelenke, Knie, Ellenbogen, Hand- und Fingergelenke können befallen werden. Ursache ist eine Ablagerung feiner Kristalle der Harnsäure in dem Gelenk. Mit einem Gichtanfall sollten Sie unbedingt zum Arzt gehen, da sich aus den Anfällen ernsthafte Stoffwechselerkrankungen sowie dauerhafte Schäden an den Gelenken sowie den Nieren entwickeln können.

Wie Apfelessig wirkt

Bei einem Gichtanfall sollten Sie Apfelessig äußerlich anwenden, weil er die Durchblutung und den Stoffwechsel anregt. Das fördert den Abbau und Abtransport der Harnsäure aus dem betroffenen Gelenk. Je nachdem, was Ihre Schmerzen besser lindert, wenden Sie den Essig warm oder kalt an.

Was Sie tun können

Meiden Sie möglichst den Genuss von Innereien, Fleisch, Fisch, Hülsenfrüchten, Spargel und Bier oder schränken ihn zumindest ein. Diese purinreichen Lebensmittel, aber auch Alkohol, steigern den Spiegel der Harnsäure im Blut und dadurch die Gefahr weiterer Anfälle.

Bei akuten Gichtanfällen mischen Sie zwei Esslöffel Arnikatinktur und drei Esslöffel Apfelessig mit einem Liter heißem Wasser. Tränken Sie Frotteelappen damit und legen Sie sie auf die betroffenen Gelenke. Wechseln Sie die Auflagen alle fünf bis zehn Minuten. Je wärmer die Lappen auf die Gelenke kommen, desto schneller tritt im Allgemeinen die schmerzstillende, lindernde Wirkung ein. Es kann allerdings auch sein, dass Sie Kühlung als angenehmer empfinden. In diesem Fall verwenden Sie kühles, aber kein eiskaltes Wasser, da es die Blutzirkulation stark einschränkt und Schmerzen verstärken kann.

Hämorriden

Jeder Mensch hat Hämorriden. Hämorriden sind polsterförmige Geflechte von feinsten Blutadern im Enddarm. Sie sitzen auf dem Schließmuskel, dichten den After nach außen ab und verhindern, dass Darminhalt herauslaufen kann. Krankhaft werden sie erst, wenn sie aus dem After heraustreten und zu Blutungen, quälendem Juckreiz und Schmerzen führen.
Besonders häufig betroffen davon sind Frauen, die Kinder geboren haben, und Menschen, die beim Stuhlgang häufig stark pressen, weil sie unter Verstopfung leiden. Dadurch kann ein Teil der Hämorriden nach außen gedrückt werden.

Wie Apfelessig wirkt
Apfelessig stärkt (innerlich eingenommen) die Wände der Blutgefäße und verbessert die Fließfähigkeit und die Gerinnung des Blutes. Die Hämorriden bluten daher weniger und die Blutungen hören schneller auf.

Was Sie tun können
Betupfen Sie am besten täglich vor dem Schlafengehen die Hämorriden mit einem Stück Küchenrolle oder Mull, das in unverdünnten Apfelessig getaucht wird, und trinken Sie morgens und abends ein Glas Jarvis Apfelessig-Trunk.

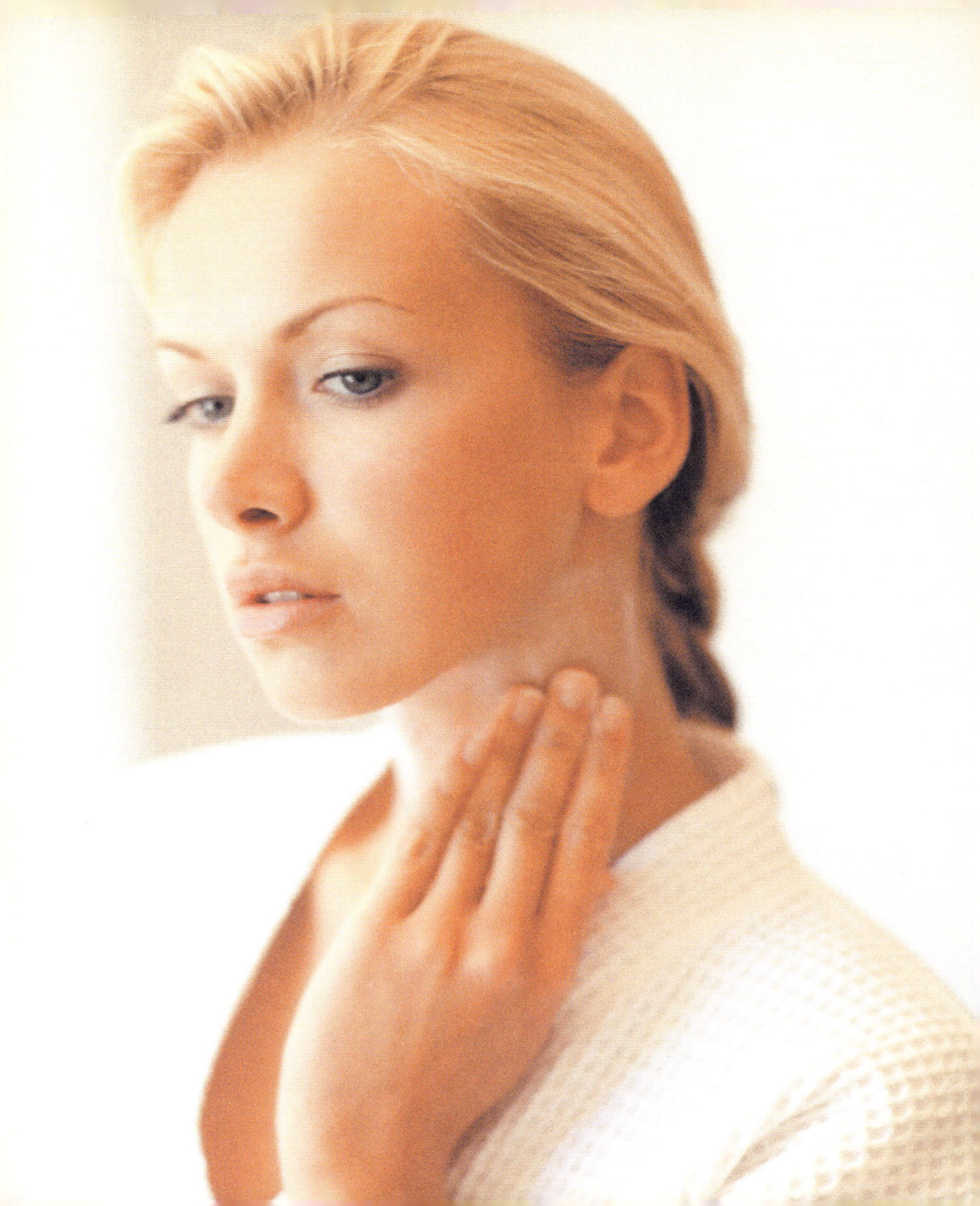

Halsschmerzen

Zugluft, Infektionen, Reizungen durch sehr kalte, sehr heiße oder verunreinigte Luft oder Speisen und andere Ursachen führen schnell zu Halsschmerzen. Die Schleimhäute im hinteren Rachenabschnitt, dem Kehlkopf oder den obersten Abschnitten von Luft- bzw. Speiseröhre werden gereizt, schwellen an, entzünden sich oder werden durch Keime infiziert. Die im Hals besonders zahlreich sitzenden Schmerznerven werden aktiv und senden Schmerzsignale. Damit verbunden ist oft ein Fremdkörpergefühl, oft ist auch der Atemfluss behindert.

Wie Apfelessig wirkt
Halsschmerzen behandeln Sie am besten »direkt vor Ort« mit einer konzentrierten Apfelessig-Honig-Mischung, die eine hervorragende antibiotische Wirkung hat.

Was Sie tun können
Mischen Sie eine Vierteltasse Honig gründlich mit einer Vierteltasse Apfelessig und nehmen Sie davon alle drei Stunden einen Teelöffel voll. Lassen Sie die Mixtur sehr langsam vom Mund in den Hals fließen und schlucken Sie jeweils nur ganz kleine Teile davon, damit sie möglichst langen, intensiven Kontakt mit den geschädigten Stellen bekommt.Wenn Ihnen die Mischung zu süß ist, nehmen Sie je eine Vierteltasse Wasser und Apfelessig sowie zwei Teelöffel Honig und – je mehr Sie vertragen, desto besser – eine bis fünf Messerspitzen Chilipulver oder Cayennepfeffer. Alle zwei bis drei Stunden einen Teelöffel voll einnehmen. Sinnvoll ist es da-

Bei Halsschmerzen und Heiserkeit tut Gurgeln mit Apfelessigwasser gut.

rüber hinaus, mehrmals täglich mit Apfelessigwasser (ein Teil Apfelessig, drei Teile Wasser) zu gurgeln.

Heiserkeit

Meistens ist bei einer Erkältung auch der Kehlkopf entzündet, in dem die Stimmbänder sitzen. Dadurch klingt die Stimme rau, knarrend, gepresst oder tonlos, manchmal versagt sie völlig. Überanstrengung durch ungewohnt lautes oder langes Reden bzw. Singen kann ebenfalls zu Heiserkeit führen. Dauert sie länger als drei Wochen, sollten Sie unbedingt zum Arzt gehen, denn es könnte eine ernsthafte Erkrankung dahinterstehen.

Wie Apfelessig wirkt
Im Bereich von Rachen und Hals, wo der Kehlkopf sitzt, kann Apfelessig vor allem die Erreger bekämpfen, die zu der Entzündung geführt haben. Darüber hinaus trägt er zur Abschwellung der Schleimhäute bei. Beim Gurgeln gelangt er sehr tief in die betroffene Region.

Was Sie tun können
Heiserkeit, die im Zusammenhang mit einer Erkältung steht, bekämpfen Sie durch Gurgeln mit einer Mischung aus zwei Esslöffeln Apfelessig auf eine Tasse Wasser. Nach dem Gurgeln sollten Sie einen Schluck dieser frisch zubereiteten Mischung trinken.
Ergänzend können Sie sich einen Halswickel mit Apfelessig anlegen. Geben Sie dafür zu einem Glas heißem Wasser drei Esslöffel Apfelessig,

tränken Sie ein Leintuch damit und wringen Sie es aus. Wickeln Sie es um den Hals und decken Sie den Umschlag mit einem Handtuch sorgfältig ab. Den Wickel im Abstand von etwa einer Stunde einige Male erneuern. Auch dieser Tee ist gegen Heiserkeit zu empfehlen: Mischen Sie zu gleichen Teilen folgende Kräuter: Eibischwurzel, Fieberklee, Lavendelblüten, Thymian. Überbrühen Sie einen Esslöffel der Mischung mit einer Tasse kochendem Wasser, lassen Sie den Tee zehn Minuten ziehen und seihen Sie ihn ab. Geben Sie einen Esslöffel Apfelessig hinzu, süßen Sie mit Honig und trinken Sie dreimal täglich eine Tasse möglichst heiß.

Oder gurgeln Sie mit einer Abkochung nach folgendem Rezept:
20 g Eibischwurzel
20 g Hirtentäschel
20 g Salbeiblätter
30 g Ysop

Kräuter mit 750 Milliliter Rotwein aufkochen, fünf Minuten ziehen lassen und abseihen. 250 Milliliter Apfelessig zufügen und in eine Flasche füllen; im Kühlschrank höchstens eine Woche lang aufbewahren. Zum Gurgeln jeweils einen großen Schluck nehmen, zwei- bis dreimal mit je einem frischen Schluck gurgeln. Mehrmals täglich gurgeln.
Hilfreich ist es auch, wenn Sie sich bei Heiserkeit von Kopf bis Fuß mit Essigwasser (eine halbe Tasse Apfelessig auf einen Liter warmes Wasser) waschen.

Husten

Husten ist besonders nachts oft sehr quälend, vor allem Kinder leiden sehr unter ihm. Durch die Reizung der Schleimhäute im Bereich des Kehlkopfs wird häufig ein Hustenreiz ausgelöst, obwohl die Luftröhre vollkommen frei ist.

Wie Apfelessig wirkt
Eine Mischung aus Apfelessig und Honig bekämpft nicht nur die Ursachen der Erkältung, sondern lindert auch den Hustenreiz.

Was Sie tun können
Mischen Sie für Kinder drei oder vier Teelöffel Apfelessig unter eine halbe Tasse Honig (für Erwachsene vier Esslöffel) und verrühren Sie alles gründlich. Von dieser Mischung nimmt man in der akuten Phase sechsmal täglich einen Teelöffel voll, darüber hinaus einen weiteren sofort nach jeder Hustenattacke.
Sie können den Hustenreiz lindern, wenn Sie auf das Kopfkissen einen Frotteelappen legen, auf den Sie einige Tropfen Apfelessig träufeln.

Insektenstiche

Ob blutsaugende Mücken und Bremsen oder angriffslustige Wespen und Bienen, im Sommer bleibt kaum jemand von Stichen verschont. Die Haut quillt auf und nach dem Schmerz des Einstichs entwickelt sich ein oft lang anhaltender quälender Juckreiz. Wenn Sie dann zu kratzen beginnen, entsteht oft eine blutende Wunde, die nur langsam abheilt.

So hilft Apfelessig
Apfelessig regt die Durchblutung und den Stoffwechsel an. Dadurch werden die Insektengifte schneller abgebaut und abtransportiert. Das Jucken und der Schmerz verschwinden schnell, außerdem können die keimtötenden Bestandteile des Apfelessigs verhindern, dass an der Einstichstelle eine Infektion entsteht.

Was Sie tun können
Stiche von Bienen und anderen Insekten und auch die schmerzhaften Hautschädigungen durch den Kontakt mit Nesselquallen schwellen weniger an und schmerzen deutlich weniger, wenn Sie die betroffenen Stellen sofort mit unverdünntem Apfelessig betupfen, nach einigen Minuten ein weiteres Mal. Empfinden Sie den reinen Apfelessig als scharf, verdünnen Sie ihn 1:1 mit kaltem Wasser.
Achten Sie auf Zeichen schlimmerer Folgen wie Übelkeit, Schwindel oder plötzliche Blässe. Dies kann auf eine ernsthafte Allergie hinweisen, die schnellstmöglich vom Arzt behandelt werden muss.

Juckreiz, Kribbeln, unreine Haut

Die Ursachen dieser Beschwerden können sehr unterschiedlich sein: Reizung durch Schadstoffe oder Allergene oder übermäßige Talgproduktion sind Stressfaktoren, auf die die Haut mit Juckreiz oder Kribbeln reagieren kann. Der Talg kann Poren verstopfen und zu Pickeln führen, die sich nicht selten entzünden.

Wie Apfelessig wirkt
Der Apfelessig regt den Stoffwechsel der Haut an, sodass eingedrungene Schadstoffe schneller abtransportiert werden können. Außerdem entfernt er den überschüssigen Talg.

Was Sie tun können
Stellen Sie mit Apfelessig eine hilfreiche Waschlösung her: Mischen Sie einen Liter kaltes Wasser und eine halbe, bei sehr fettiger Haut eine Tasse Apfelessig. Tauchen Sie einen weichen Frotteelappen hinein und drücken Sie ihn leicht aus. Waschen bzw. betupfen Sie die betroffenen Körperpartien mit dem Essigwasser. Trocknen Sie die Haut nicht ab, sondern lassen Sie das Wasser an der Luft verdunsten. Kleiden Sie sich erst wieder an, wenn die Haut wirklich trocken ist.
Positiver Nebeneffekt: Dank der Kühlung durch das verdunstende Wasser wird auch der Juckreiz gelindert.

Krampfadern

Krampfadern an den Beinen – vor allem den Unterschenkeln – sind nicht nur unschön, sondern verursachen oft ein Schweregefühl, schlimme Schmerzen und beeinträchtigen die Durchblutung der Beine und Füße.

Wenn die Beine müde und angeschwollen sind, kann man einen Apfelessig-Umschlag machen und die Beine hochlegen.

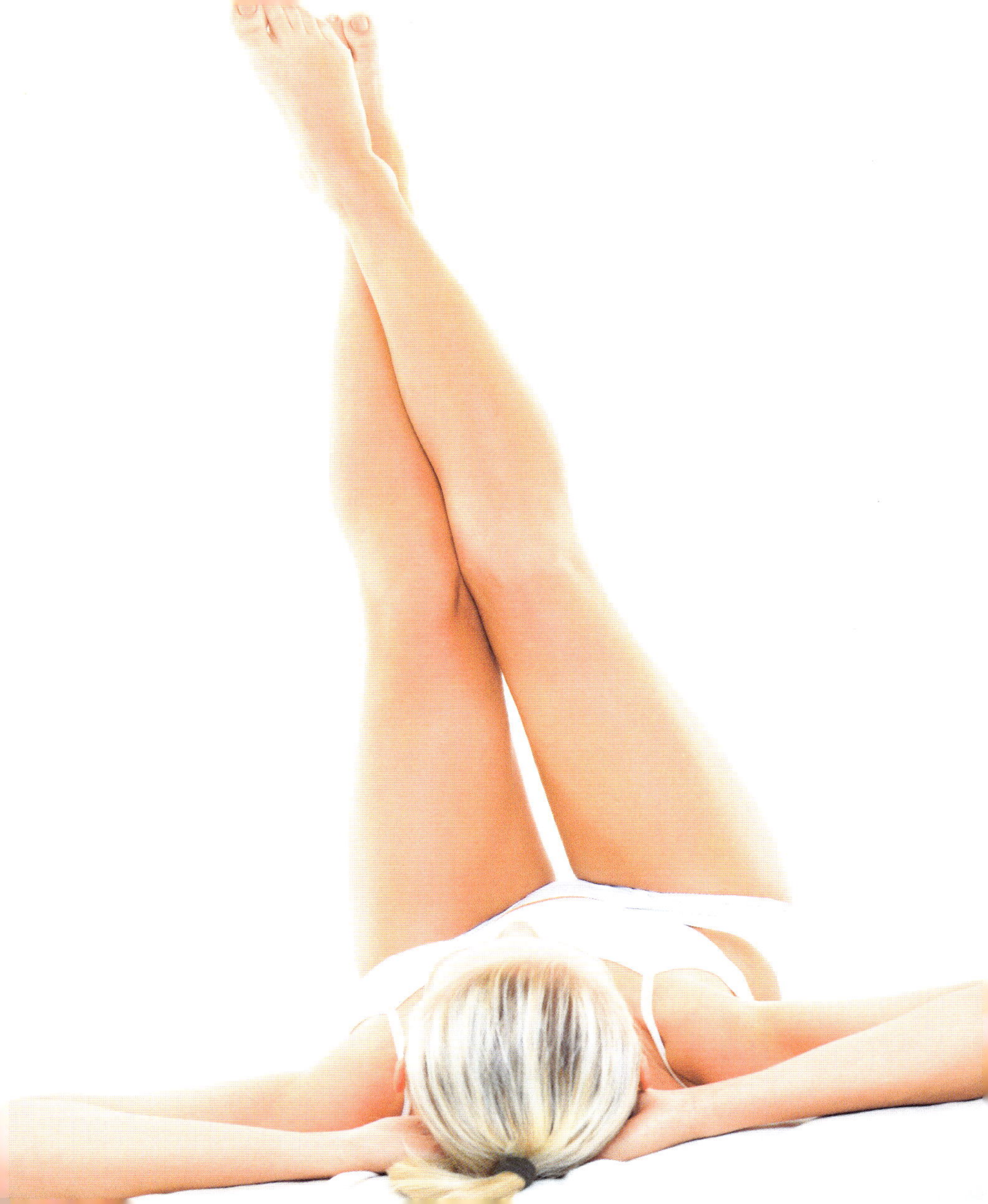

In jedem Fall sollten Sie Ihrem Arzt die Krampfadern zeigen, der Ihnen raten kann, ob eine Verödung bzw. operative Entfernung nötig ist.
Besonders Menschen – Frauen häufiger als Männer –, die ein schwaches Bindegewebe haben oder deren Beine durch langes Stehen oder schweres Tragen stark belastet sind, bekommen häufig Krampfadern. Sie sind als vielfach gewundene, an manchen Stellen sackartig ausgebuchtete Stränge direkt unter der Hautoberfläche zu erkennen.

Wie Apfelessig wirkt
In einem gewissen Maß kann Apfelessig – äußerlich und innerlich angewendet – offenbar die krankhaften Erweiterungen der betroffenen Venen zurückbilden.

Was Sie tun können
Zur Behandlung haben sich Umschläge bewährt, für die Sie Geschirr- oder Leintücher mit unverdünntem Apfelessig tränken, ausdrücken und um die betroffenen Partien wickeln. Legen Sie ein Frotteetuch darüber und lagern Sie die Beine für eine halbe Stunde hoch. Um Schäden der Haut zu vermeiden, sollten Sie anschließend eine leicht fettende Lotion auftragen. Diese Umschläge helfen innerhalb von sechs bis acht Wochen. Sie sollten diese Behandlung unterstützen, indem Sie mindestens einmal täglich ein Glas Jarvis Apfelessig-Trunk zu sich nehmen.
Sie können die Beine auch täglich mit Apfelessig einreiben. Verträgt Ihre Haut den reinen Essig nicht, dann können Sie ihn mit Wasser beliebig verdünnen. Geben Sie etwas (eventuell unverdünnten) Apfelessig auf die Handflächen und verstreichen Sie ihn mit möglichst leichtem Druck.

Streichen Sie dabei immer von den Füßen weg nach oben in Richtung Herz. Optimal ist es, wenn die Beine sowohl während der Behandlung als auch sonst so oft wie möglich flach oder leicht erhöht liegen.

Mund- und Lippenbläschen

Der oft schmerzhafte Ausschlag mit seinen nässenden Bläschen wird von Herpesviren hervorgerufen, mit denen bei uns etwa jeder zweite Jugendliche und Erwachsene infiziert sein dürfte. Warum die Erreger bei manchen Menschen den Ausschlag auslösen, bei anderen dagegen nicht, ist ebenso wenig geklärt wie die Frage, welche speziellen Reize ihn – oft nach vielen Jahren ohne jedes Auftreten – zum Ausbruch veranlassen. Sicher scheint, dass eine durch äußere Einflüsse oder seelische Erschütterung geschwächte körpereigene Abwehr das Wachsen der lästigen Bläschen fördern kann.

Wie Apfelessig wirkt
Innerlich angewendet stärkt Apfelessig das Immunsystem. Äußerlich angewendet fördert es die Regeneration der Haut und bekämpft schädliche Keime im Mund oder an den Lippen.

Was Sie tun können
Zur Stärkung Ihres Immunsystems sollten Sie unbedingt jeden Morgen und Abend ein Glas Jarvis Apfelessig-Trunk zu sich nehmen.
Gegen Lippen- und Mundbläschen können Sie außerdem eine der fol-

genden Lösungen zum Gurgeln, Mundspülen und Betupfen der Lippen selbst zubereiten und mehrmals täglich im Abstand von etwa zwei Stunden anwenden:
Vermischen Sie ein Schnapsglas Apfelessig mit zwei Schnapsgläsern Rosenwasser. Oder mischen Sie je drei Teile Efeu und Salbei sowie zwei Teile Thymian. Überbrühen Sie zwei Esslöffel der Heilkräutermischung mit einem Viertelliter kochendem Wasser, kochen Sie den Sud nochmals kurz auf und seihen Sie ihn nach acht bis zehn Minuten ab. Dann eine Tasse Apfelessig zugeben, 15 Minuten abkühlen lassen. Dann mit dem Sud gurgeln oder ihn mit einem Wattestäbchen auf die betroffene Stelle an der Lippe auftragen. Das Wattestäbchen bitte anschließend sofort wegwerfen, weil Herpes-Viren, die dort anhaften, eine erneute Infektion auslösen könnten.

Mundgeruch

Übler Mundgeruch tritt häufig als Begleiterscheinung vieler Verdauungsstörungen auf, aber auch bei vielen Magenkrankheiten oder beim Fasten.

Wie Apfelessig wirkt
Mundgeruch entsteht meist durch Gärungs- und Fäulnisprozesse im Mund- und Rachenraum, der Speiseröhre sowie dem Magen. Apfelessig tötet die Keime ab und beseitigt die lästigen Geruchsstoffe durch chemische und enzymatische Reaktionen.

Was Sie tun können

Sehr wirkungsvoll bekämpfen Sie Mundgeruch durch Gurgeln mit Apfelessigwasser (ein bis zwei Teelöffel Essig pro Glas, in diesem Fall keinen Honig beigeben). Auch den beim Fasten häufigen bitteren Geschmack im Mund werden Sie los, wenn Sie Ihre Zahnbürste mit der Mischung benetzen und die Zunge vorsichtig abbürsten. Je weiter Sie nach hinten kommen, desto besser. Danach sollten Sie den Mund gründlich ausspülen und mit Apfelessigwasser gurgeln. Nach spätestens zwei Minuten spülen Sie den Mund gründlich mit klarem Wasser aus, damit die Säure nicht den Zahnschmelz angreifen kann.

Mundschleimhautentzündung

Zu den unangenehmsten Erkrankungen, die man bekommen kann, zählt die Entzündung der Mundschleimhaut. Sie wird von Viren, Bakterien und Pilzen hervorgerufen und kann äußerst schmerzhaft verlaufen. Oft ist neben der Schleimhaut sogar das darunterliegende Zahnfleisch betroffen: Es kann aufquellen, an vielen Stellen geschwürartig aufbrechen und dort auch bluten.

Die Mundschleimhautentzündung tritt häufig im Anschluss an überstandene Infektionen oder Kinderkrankheiten auf, auch Menschen mit einem geschwächten Immunsystem wie Diabetiker sind besonders gefährdet. Die beste Vorbeugung ist eine sorgfältige Mundpflege mit Zähneputzen am Morgen und Abend und dem Entfernen von Speiseresten aus den Zahnzwischenräumen mit Zahnseide oder der Munddusche.

Wie Apfelessig wirkt

Da krankheitserregende Keime die Ursache der Mundschleimhautentzündung sind, steht die antibakterielle Wirkung des Apfelessigs im Vordergrund. Zu einer spürbaren Linderung der Beschwerden trägt zudem das aus den Äpfeln stammende Tannin bei, dessen adstringierende (zusammenziehende) Wirkung die Abschwellung der Schleimhäute und Geschwüre beschleunigt.

Was Sie tun können

Bereiten Sie eine Mundspülung nach folgendem Rezept zu: drei Esslöffel Arnikablüten, sechs Esslöffel Blutwurzwurzeln, sechs Esslöffel Eisenkraut und neun Esslöffel Goldrute mischen. Gießen Sie einen Viertelliter Weißwein und einen Viertelliter Apfelessig darüber und lassen Sie die Tinktur sechs bis acht Tage bei Zimmertemperatur ziehen. Rühren Sie die Mischung zweimal täglich gründlich um. (Bereits am zweiten Tag können Sie von dem Ansatz immer eine kleine Menge abnehmen, dann ist ein Teil der Wirkstoffe aus den Heilkräutern in die Flüssigkeit übergetreten. Je länger der Ansatz zieht, desto wirkungsvoller ist er.)

Dann abseihen und alle zwei Stunden einen Schluck nehmen, um damit den Mund auszuspülen; die Spülung möglichst lange im Mund lassen. Die Mischung kann man auch anwenden, wenn Zahnprothesen schmerzhaft drücken, wenn die Mundschleimhaut durch eine Erkältung angegriffen ist oder Sie sich im Mund verletzt haben.

Bei Mundschleimhautentzündung fällt das Lächeln schwer … Apfelessig beschleunigt das Abklingen der Entzündung.

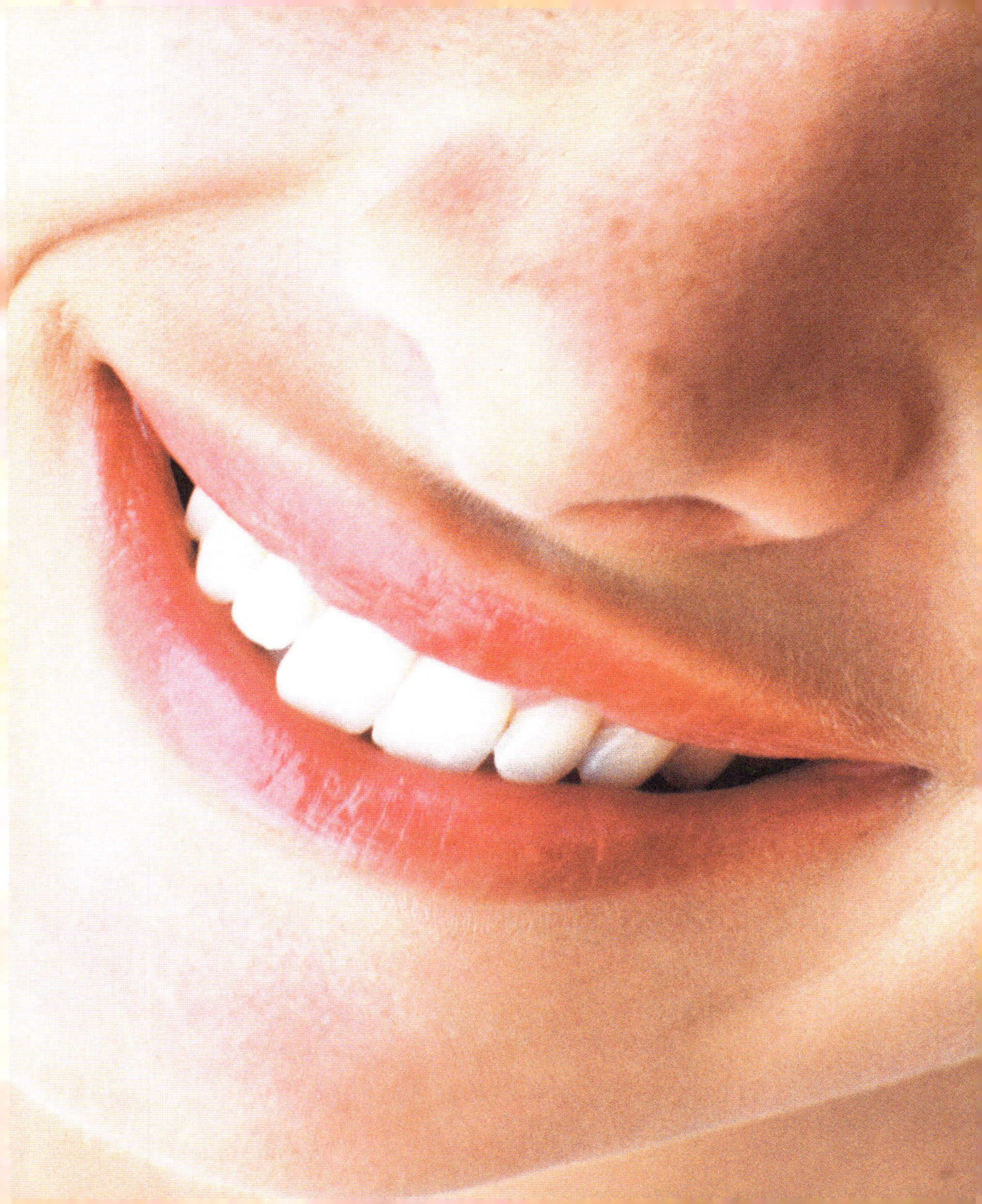

Muskelbeschwerden

Muskelkrämpfe sind Folge eines gestörten Stoffwechsels, der meist aus Bewegungsmangel oder einer auf dauerhafter Überbelastung beruhenden Unterversorgung mit Sauerstoff und Energie resultiert. Muskelschmerzen und Muskelkater haben meist die gleichen Ursachen wie Krämpfe, dazu können auch sehr starke Überlastungen kommen.

Was Sie tun können
Bei Muskelschmerzen und Muskelkater können Sie die strapazierten Muskeln mit einem nicht zu heißen Bad erfrischen, dem Sie ein bis zwei Tassen Apfelessig zugeben. Massieren Sie sich in der Wanne unter Wasser von Fuß bis Kopf (in dieser Reihenfolge). Bewegen Sie sich möglichst viel an der frischen Luft, zur Regulierung des Stoffwechsels trägt ein tägliches Glas Apfelessig-Trunk bei. Da besonders bei Muskelkrämpfen oft auch ein Mangel an Magnesium vorliegt, sollten Sie verstärkt auf magnesiumreiche Lebensmittel achten wie grüne Gemüse, Hülsenfrüchte, Haferflocken, Vollkorn- und Mehrkornbrote, viele Mineralwässer.

Muskel- und Gelenkbeschwerden, chronische

Rheumatische Muskelschmerzen lassen sich mit Apfelessig zwar nicht heilen, doch können Sie durch die tägliche Einnahme des Jarvis Apfelessig-Trunks, morgens getrunken, zumindest schlimmen Anfällen vorbeugen.

Das Gleiche gilt auch für Gicht (s. Seite 87). Hier bewährt sich außerdem die heilsame Wirkung des Apfelessigs auf die Knorpel in den entzündeten Gelenken.

Umschlag bei Schleimbeutelentzündung: Die Ursache einer Schleimbeutelentzündung muss grundsätzlich ärztlich abgeklärt werden. Gegen die Beschwerden hat sich ein Umschlag mit Essigwasser aus einem halben Liter Wasser, einer halben Tasse Apfelessig sowie einem Esslöffel Arnika- oder Rutatinktur bewährt. Den Umschlag halbstündlich wechseln. Wenn Wärme guttut, sollten Sie die Mischung erhitzen, den Umschlag häufiger wechseln und das betroffene Gelenk warm einpacken.

Muskelzerrungen

Ungewohnte Belastungen, z.B. durch Tragen schwerer oder sperriger Dinge, sportliche Betätigung ohne Aufwärmtraining, Stürze oder andere Unfälle können dazu führen, dass Muskelfasern überdehnt werden oder die feinen Häutchen reißen, in denen sie liegen. Diese oft sehr schmerzhaften Verletzungen nennt man Muskelzerrungen. Sie heilen deutlich schneller und schmerzen weniger, wenn man sie schnellstmöglich mit einem Essigumschlag behandelt.

Wie Apfelessig wirkt

Tränken Sie einen Lappen mit unverdünntem Essig und legen Sie ihn auf die betroffene Stelle. Decken Sie den Lappen mit einem Frotteetuch ab und lassen ihn fünf, höchstens aber zehn Minuten wirken, damit die Haut nicht geschädigt wird. Wiederholen Sie den Umschlag nach frühestens einer Viertelstunde und tragen Sie eventuell in der Wartezeit eine leicht fettende Hautcreme oder Lotion auf.

Was Sie tun können
Achten Sie vorbeugend bei ungewohnten Anstrengungen und beim Sport unbedingt darauf, vorher Ihre Muskeln aufzuwärmen. Das verbessert die Durchblutung und löst die miteinander verklebten Muskelfasern voneinander, sodass die Muskulatur optimal auf die kommenden Belastungen vorbereitet ist.

Nagelbettentzündung, vereiterte Fingernägel

Verletzungen z. B. beim Schneiden in der Küche oder wenn bei Holzarbeiten ein Span unter den Nagel eindringt, aber auch bei der Nagelpflege, z. B. dem Zurückschieben der Nagelhaut, führen häufig zu Verletzungen, durch die Eitererreger eindringen können. Die Entzündungen sind schmerzhaft und reagieren besonders heftig auf Druck oder Zug.
Bei Nagelbettentzündung und vereiterten Fingernägeln hat sich eine Auflage aus folgenden Kräutern bewährt: Arnikablüten, Bockshornkleesamen, Beinwellwurzel, Heublumen, Johanniskraut, Kamille, Leinsamen, Malvenblüten, Ringelblumenblüten. Verwenden Sie diese Kräuter entweder einzeln oder in beliebiger Mischung. Füllen Sie vier bis fünf Esslöffel in ein Mull- oder Leinensäckchen. Geben Sie eine Tasse Wasser

und eine halbe Tasse Apfelessig in einen Topf und erhitzen Sie das Gemisch. Lassen Sie das Kräuterkissen zwei Minuten in der heißen Flüssigkeit und legen Sie es sofort auf die betroffene Stelle. Binden Sie es mit einer Mullbinde fest und erneuern Sie es alle zehn Minuten. Nach zwei Stunden neue Kräuter einfüllen.

Nasenbluten

Wenn die Nase blutet, sind kleinere und größere Blutgefäße in der Nasenschleimhaut oder den Nebenhöhlen verletzt. Hört das Nasenbluten nicht nach einigen Minuten auf, brauchen Sie unbedingt schnell ärztliche Hilfe, denn Sie können erhebliche Mengen Blut verlieren, außerdem besteht die Gefahr, dass versehentlich Blut in die Luftröhre gelangt und eine akute Atemnot auslöst.

Wie Apfelessig wirkt
Apfelessig fördert die Blutgerinnung. Dadurch wird Nasenbluten auf natürlichem Weg schneller gestoppt.

Was Sie tun können
Häufiges Nasenbluten können Sie in den Griff bekommen, wenn Sie regelmäßig ein Glas Jarvis Apfelessig-Trunk zu sich nehmen. Äußerlich hilft ein Stöpsel aus Watte, einem Papiertaschentuch oder etwas Ähnlichem. Tränken Sie ihn mit Apfelessigwasser (zwei Esslöffel Apfelessig auf eine Tasse Wasser) und führen Sie ihn vorsichtig in das betroffene Nasenloch

ein. Etwa eine halbe Stunde, nachdem die Blutung steht, können Sie den Pfropf wieder entfernen. Legen Sie außerdem ein mit eiskaltem Wasser befeuchtetes Frotteetuch in den Nacken, um die Blutgefäße, die zur Nase führen, zu verengen. Spülen Sie das Tuch nach ca. fünf Minuten erneut mit kaltem Wasser und legen Sie es wieder auf.

Nasennebenhöhlen-Entzündung

Eine chronische oder häufig wiederkehrende Entzündung der Nasennebenhöhlen muss unbedingt ärztlich begutachtet und unter Umständen mit Antibiotika behandelt werden. Möglicherweise schlägt Ihnen Ihr Hals-Nasen-Ohren-Arzt eine Operation vor, um ein »Fenster« zur Nasenhöhle zu schaffen, das für eine bessere Belüftung der Nebenhöhlen sorgen soll. In diesem Fall sollten Sie zuvor eine zweite ärztliche Meinung einholen. Denn dieser Eingriff bringt bei Weitem nicht in jedem Fall den gewünschten Erfolg.

Wie Apfelessig wirkt
Möglicherweise hilft auch eine Stärkung der Abwehrkräfte durch die tägliche Einnahme eines Glases Jarvis Apfelessig-Trunk. Die stoffwechselanregende und antibiotische Wirkung des Apfelessigs kann in diesem Fall nur indirekt, auf dem Weg über die Haut, eintreten.

Was Sie tun können

Unterstützend zur Vorbeugung und Heilung hilft ein Umschlag nach diesem erprobten Rezept aus der Volksmedizin:

50 g Bockshornkleesamen
50 g Roggenmehl
10 g pulverisierte Baldrianwurzeln
25 g pulverisierte Majoranblätter
(im Mörser, einer Gewürzmühle oder einem Blitzhacker pulverisieren)

Alles mischen. Rühren Sie 50 Gramm der Mischung in eine Vierteltasse Wasser und eine Vierteltasse Apfelessig. Bringen Sie die Mischung zum Kochen und lassen Sie sie 20 Minuten bei geringer Hitze zu einem weichen Brei ziehen, notfalls Wasser und Essig in gleichen Teilen zufügen. Den Brei etwas abkühlen lassen und warm auf einer Mullkompresse verstreichen. Legen Sie die Kompresse auf die betroffenen Partien, also Stirn und/oder Wangen bzw. Oberkiefer, und lassen Sie die Mischung mindestens 20 Minuten lang einwirken. Täglich ein- bis zweimal anwenden, bis die Beschwerden abgeklungen sind.

Ohrenschmerzen

Als Folge einer Erkältung, die sich vom Rachen-Nasen-Raum auf die Ohren ausdehnt, kommt es oft zu Ohrenschmerzen. Auch Unterkühlung, wenn z. B. beim Baden in kalten Seen Wasser in den Gehörgang gerät, kann zu schmerzhaften Entzündungen führen. Länger als eine Woche

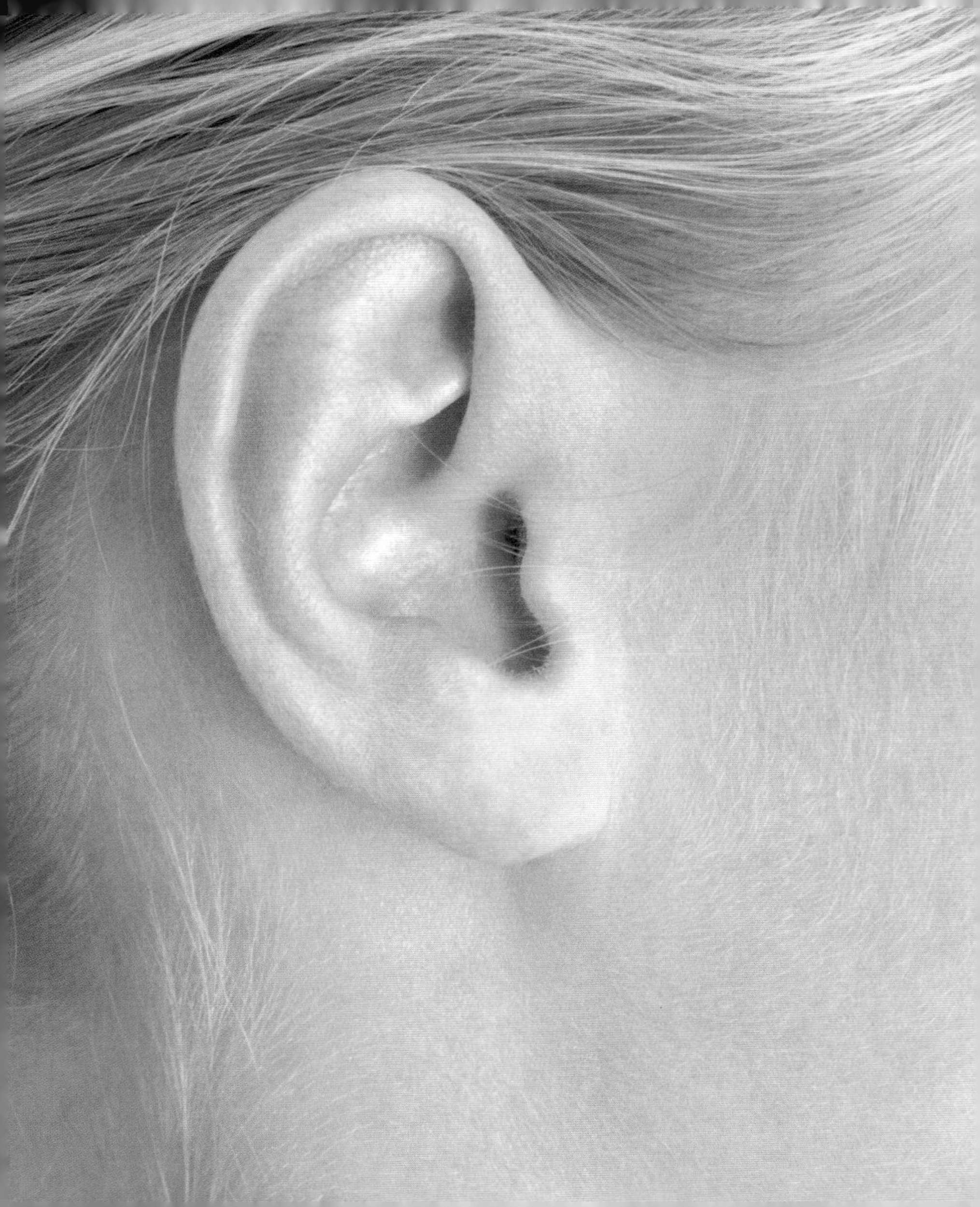

dauernde oder ohne erkennbaren Anlass auftretende Schmerzen müssen unbedingt ärztlich abgeklärt werden.

Wie Apfelessig wirkt
Da Apfelessig nicht ins Mittel- oder Innenohr gelangen kann, wirkt er von außen vor allem stoffwechselsteigernd: Die Schadstoffe werden schnell abtransportiert und die Schwellungen klingen ab..

Was Sie tun können
Ohrenschmerzen sprechen meist gut auf ein Dampfbad mit Apfelessig an. Mischen sie dazu zwei Gläser Wasser mit einem Glas Apfelessig und erhitzen Sie es bis zum Kochen. Stellen Sie den Topf auf den Tisch und halten Sie den Kopf seitlich so über den Topf, dass die Dämpfe das betroffene Ohr erreichen. Decken Sie den Kopf mit einem Badetuch ab, damit der Dampf nicht so schnell verfliegt. Versuchen Sie, den Abstand zum Topf möglichst groß zu halten, damit der Dampf nicht zu heiß auf das Ohr trifft. Denn Hitze verstärkt meist die Schmerzen.

Ohrklingeln, Phantomgeräusche, Tinnitus

Die oft sehr quälenden, sogar die Nachtruhe störenden Phantomgeräusche im Ohr können verschiedene Ursachen haben. Oft sind sie Folge einer zu geringen Durchblutung des Innenohrs (Ohrschnecke), dadurch kann es zu einer Mangelversorgung und in der Folge zu einem gestörten Mineralhaushalt kommen.

Wie Apfelessig wirkt
Da Apfelessig die Fließeigenschaften des Blutes verbessert und auch die Wände der Adern flexibler macht, trägt er zu einer besseren Durchblutung und Mineralstoffversorgung im Innenohr bei.

Was Sie tun können
Trinken Sie dreimal täglich ein Glas Jarvis Apfelessig-Trunk vor den Hauptmahlzeiten.

Prellungen

Bei Prellungen, bedingt durch Haushalts-, Sport-, Arbeits- oder Verkehrsunfälle, stehen mehr oder weniger große Schädigungen von Haut, Muskulatur sowie eventuell der Knochen, vor allem der Knochenhaut, im Vordergrund.

Wie Apfelessig wirkt
Hier sind vor allem die äußerlichen Anwendungen mit Apfelessig gefragt. Prellungen heilen deutlich schneller und schmerzen weniger, wenn man sie schnellstmöglich mit einem Essigumschlag behandelt.

Was Sie tun können
Tränken Sie einen Lappen mit unverdünntem Apfelessig und legen Sie ihn auf die betroffene Stelle. Decken Sie den Lappen mit einem Frotteetuch ab und lassen ihn fünf, höchstens aber zehn Minuten einwirken,

damit die Haut nicht geschädigt wird. Wiederholen Sie den Umschlag nach frühestens einer Viertelstunde und tragen Sie eventuell in der Wartezeit eine leicht fettende Hautcreme oder Lotion auf.

Schlafstörungen

Sowohl Einschlaf- als auch Durchschlafstörungen bekommen Sie mit einer konzentrierten Apfelessig-Mischung in den Griff. Sollten Sie nach einer Stunde nach dem Zubettgehen immer noch wach liegen, nehmen Sie zwei weitere Teelöffel der unten beschriebenen Mischung. Das Rezept können Sie auch anwenden, wenn Sie nachts aufwachen und nicht wieder einschlafen können.

Was Sie tun können
Mischen Sie eine halbe Tasse Honig mit drei Teelöffeln Apfelessig. Davon nehmen Sie täglich vor dem Schlafengehen einen Teelöffel voll ein. So können Sie ruhig schlafen und werden ausgeruht aufwachen.
Sie können auch den Essigstrumpf nach Pfarrer Kneipp ausprobieren. Dieses Rezept hilft laut Pfarrer Kneipp bei schlechter Durchblutung, Einschlafstörungen und Nervosität. Vier Teile lauwarmes Wasser mit einem Teil Essig mischen, Kniestrümpfe aus Baumwolle darin eintauchen, leicht ausdrücken, anziehen, mit einer Baumwollbinde oder einem Handtuch umwickeln, damit Bett und Decke nicht nass werden. Eventuell mit einer warmen Wolldecke zudecken und eine Stunde einwirken lassen.

Essen Sie spätestens gegen 18 Uhr zu Abend und verzichten Sie danach möglichst auf Snacks und Süßigkeiten. Genießen Sie ruhig ein Glas Wein oder Bier, aber bitte nicht mehr Alkohol. Der lässt Sie zwar eventuell besser einschlafen, kann dann aber Ihren Schlafrhythmus durcheinanderbringen und das Durchschlafen verhindern. Vermeiden Sie auch alles, was möglicherweise aufregend oder aufwühlend sein könnte: Krimis, kontroverse Diskussionen und Streit, starke körperliche Anstrengungen etc.

Schnupfen

Die Nase mit ihren Nebenhöhlen ist eines unserer am stärksten belasteten Organe. Sie bekommt ständig jede Menge Schadstoffe ab, die in der Atemluft schweben: Staub, Pollen und andere Allergene, Krankheitserreger, Chemikalien, Hitze, Kälte … In ihren Schleimhäuten kreisen ständig extrem viele Abwehrzellen, um eindringende Keime sofort unschädlich zu machen. Und unzählige Drüsen sondern blitzschnell große Mengen Schleim ab, der die Schleimhäute vor Gift- und Reizstoffen schützt. Ist dieses Abwehrsystem überfordert oder hat eine Infektion zu einer Entzündung der Schleimhäute geführt, läuft die Schleimproduktion auf Hochtouren – wir haben Schnupfen.

Wie Apfelessig wirkt

In erster Linie bekämpft Apfelessig in die Nase eingedrungene Bakterien und andere Erreger: Außerdem unterstützt er über seine entzündungshemmenden Eigenschaften die Abschwellung der Schleimhäute und hilft, den zähen Schleim zu lösen, sodass Sie wieder Luft bekommen.

Was Sie tun können

Schnupfen löst sich schnell und zuverlässig, wenn Sie Apfelessigwasser inhalieren. Mischen Sie einen halben Liter frisch gekochtes Wasser mit vier Esslöffeln Apfelessig und atmen Sie die Dämpfe ein. Decken Sie den Kopf mit einem Badetuch ab, damit möglichst wenig von dem Dampf verfliegt.

Gegen eine gerötete, schmerzende und angeschwollene Schnupfennase hilft eine Kompresse, die Sie mit einer Mischung aus vier Esslöffeln Apfelessig und einem Glas Wasser tränken. Lassen Sie die Kompresse etwa zehn Minuten einwirken und wiederholen Sie die Prozedur drei- bis viermal täglich.

Nasenspülung gegen Schnupfen

Erwärmen Sie eine Mischung aus einer Tasse Wasser und einem Teelöffel Apfelessig leicht und ziehen Sie es in die Nase hoch. Dazu geben Sie das auf Körpertemperatur gebrachte Essigwasser entweder in die hohle Hand oder auf einen Esslöffel. Atmen Sie vorsichtig ein und ziehen Sie dabei die Flüssigkeit abwechselnd in jedes Nasenloch ein, das andere halten Sie zu. Das bedarf anfangs einer gewissen Überwindung, klappt jedoch nach einigen Versuchen meist recht gut. Sie können auch eine Nasendusche verwenden, die Sie in Apotheken oder Drogerien erhalten.

Schwindel

Soweit sie nicht organisch bedingt sind, können Schwindelgefühle auch Hinweis auf eine Störung des Mineralstoffhaushalts sein. Tritt Schwindel – der sich auch durch eine Unsicherheit beim Gehen oder Schwarzwerden vor den Augen äußert – öfter auf, sollten Sie unbedingt Ihren Arzt aufsuchen, dann dahinter können ernsthafte Erkrankungen des Gleichgewichtsorgans, Durchblutungsstörungen im Gehirn, Schäden an der Halswirbelsäule oder Kreislaufprobleme stecken. Auch eine psychische Belastung kann sich in Schwindelgefühlen niederschlagen.

Wie Apfelessig wirkt
Bereits eine vier- bis sechswöchige Kur mit dem Jarvis Apfelessig-Trunk kann Abhilfe bringen, weil er zu einer verbesserten Durchblutung von Gehirn und Innenohr führt. Dort sitzt oft die Ursache des Schwindels.

Schwitzen, übermäßiges, Nachtschweiß

Mit nächtlichen Schweißausbrüchen sollten Sie zu Ihrem Arzt oder Heilpraktiker gehen, wenn sie längere Zeit anhalten. Dahinter könnte eine Erkrankung z. B. des Stoffwechsels, der Nieren oder hoher Blutdruck stehen.

Wie Apfelessig wirkt
Unangenehme Begleiterscheinungen des Schwitzens sind das Entstehen von Körpergeruch sowie ein klebrig-schmieriges Gefühl, das u. a. durch

das mit dem Schweiß ausgeschiedene Hautfett entsteht. Apfelessig tötet die geruchsbildenden Bakterien ab und löst schonend den Fettfilm.

Was Sie tun können

Wenn Sie nachts stark schwitzen, waschen Sie sich unmittelbar vor dem Schlafengehen mit Apfelessigwasser. Geben Sie auf ein halb mit kaltem Wasser gefülltes Waschbecken sechs bis acht Esslöffel Apfelessig. Waschen Sie sich damit von Fuß bis Kopf. Dabei immer von außen nach innen arbeiten, also von den Füßen nach oben, von den Händen in Richtung Herz.

Trocknen Sie sich nicht ab, sondern lassen Sie die Lösung trocknen, ehe Sie einen Schlafanzug oder ein Nachthemd aus Baumwolle anziehen. Oftmals ist übermäßiges Schwitzen auch eine Folge von Übergewicht. Neben einer konsequenten Gewichtsabnahme (siehe S. 124) sollten Sie auf regelmäßiges Bewegen achten. Fangen Sie aber langsam an, vielleicht mit kurzen Spaziergängen, und steigern Ihr Pensum immer nur so weit, dass Sie gerade keine Schweißausbrüche bekommen. Sie werden sehr schnell einen Trainingseffekt bemerken.

Sonnenbrand

Jeder Sonnenbrand bedarf einer sorgfältigen Pflege, weil meist größere Hautareale von der Verbrennung betroffen sind und die Hautschäden oft sehr massiv sind. Weltweit erkranken immer mehr Menschen an Hautkrebs: Sonnenbrände gelten als Hauptursache.

Wie Apfelessig wirkt
Eine der größten Gefahren durch Sonnenbrand ist die Zerstörung der Hautzellen bzw. ihrer Zellkerne. Apfelessig leistet aktiven Zellschutz und beugt dadurch einer der größten Gefahren des Sonnenbrandes vor: dem Hautkrebs.

Was Sie tun können
Tupfen Sie die betroffenen Stellen mehrmals sehr vorsichtig mit Apfelessigwasser ab – dazu zwei bis drei Esslöffel Essig in einen Liter Wasser geben, eventuell mit einem Teelöffel Honig vermischt. Hilfreich, weil es angenehm kühlt und die Haut beruhigt, wirkt auch ein lauwarmes Bad, dem Sie ein bis zwei Tassen Apfelessig zusetzen. Das Bad sollte aber nicht kühl oder gar kalt sein, weil sich dadurch die Kapillaren verengen und die Durchblutung der Haut schlechter wird.
Cremen Sie dann die Haut ca. eine halbe Stunde bevor Sie ins Bett gehen mit einer leicht fettenden, Feuchtigkeit spendenden Creme oder Lotion ein. Das mildert die Spannungsgefühle. Decken Sie sich am besten nur mit einem Bettlaken oder einer ganz leichten Decke zu.

Verbrennungen und Verbrühungen

Verbrennungen dürfen Sie nur dann selber behandeln, wenn die Haut nicht versengt und nicht offen verletzt ist. In diesen Fällen müssen Sie schnellstmöglich ärztliche Hilfe in Anspruch nehmen.

*Zu viel Sonne kann gefährlich werden.
Bei Sonnenbrand hilft das Betupfen mit Apfelessigwasser.*

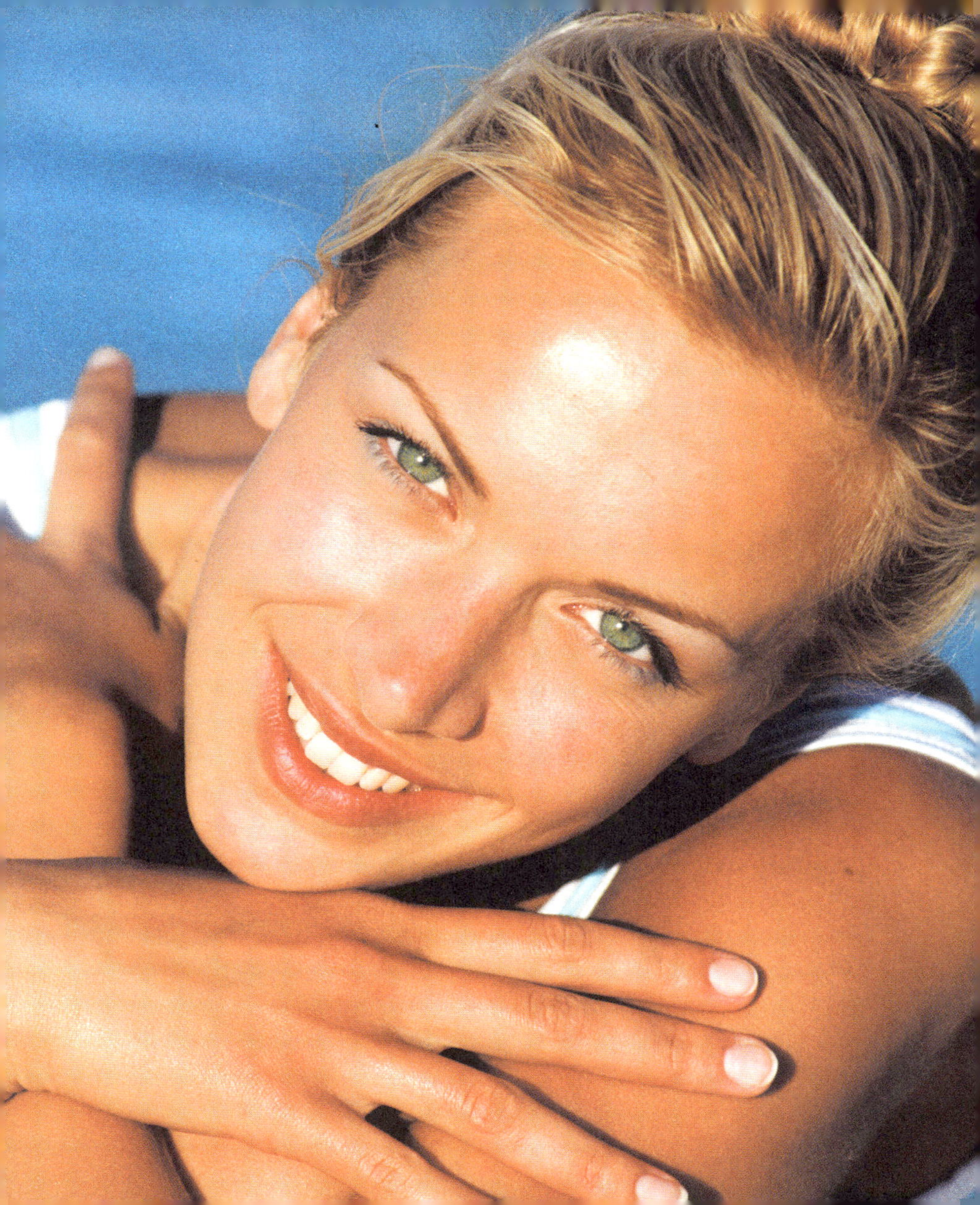

Wie Apfelessig wirkt

Leichte Verbrennungen schmerzen und spannen weniger, wenn Sie gleich möglichst kaltes Essigwasser darüberlaufen lassen oder die betroffene Stelle darin baden. Die Kälte verhindert, dass auch tiefer liegende Gewebeschichten durch die Verbrennungshitze geschädigt werden und der Apfelessig fördert die für die Heilung wichtige Durchblutung.

Was Sie tun können

Lassen Sie sofort kaltes Essigwasser (fünf Esslöffel auf einen Liter Wasser) darüberlaufen oder baden Sie die betroffene Stelle darin. Auf keinen Fall alte Hausmittel wie Mehl oder Butter auf die geschädigte Stelle streichen. Diese Mittel können erhebliche Schäden anrichten und machen anschließend oft langwierige Behandlungen nötig. Außerdem haben sie keinerlei positiven Effekt auf das Abheilen der Verletzungen an Haut und Untergewebe.

Verdauungsprobleme auf Reisen und daheim

Einen verdorbenen Magen mit Übelkeit und oft auch Durchfall holt man sich häufig bei Aufenthalten im Ausland, wenn man mit ungewohnten Keimen behaftete Lebensmittel zu sich genommen hat. Dauern die Durchfälle länger als zwei Tage, sind sie mit Blut vermischt und von Krämpfen oder gar Fieber begleitet, sollten Sie umgehend ärztliche Hilfe holen.

Wie Apfelessig wirkt
Im Magen-Darm-Trakt entfaltet Apfelessig sowohl seine keimtötende Wirkung durch die Essigsäure als auch die keimhemmende Wirkung durch Pektin, das die Ansiedlung von Keimen im Darm verhindert.

Was Sie tun können
Durchfall und Magenverstimmungen können Sie vorbeugen, indem Sie möglichst vor jedem Essen ein Glas Mineralwasser trinken, in das Sie einen Esslöffel Apfelessig mischen.
Auch wenn Sie sofort, nachdem Sie etwas gegessen oder getrunken haben, das Ihnen nicht »koscher« vorkommt (denken Sie an Eiswürfel in Getränken!), ein Glas Mineralwasser mit einem Esslöffel Apfelessig trinken, können Sie oft eine Magen-Darm-Infektion verhindern oder zumindest abmildern.

Bei einer leichten Lebensmittelvergiftung geben Sie nur einen Teelöffel Apfelessig in ein Glas Wasser und nehmen alle fünf Minuten einen Teelöffel davon ein. Steigern Sie diese Dosis nach vier Stunden auf zwei Teelöffel alle fünf Minuten, und zwar zwei Stunden lang. Anschließend reicht es, wenn Sie jede Viertelstunde einen Schluck davon trinken. Zusätzlich müssen Sie dem Körper in jedem Fall viel Flüssigkeit zuführen. Am besten trinken Sie möglichst schnell mindestens einen Liter Mineralwasser (zimmerwarm, um die Schleimhäute zu schonen) oder einen sehr dünnen Pfefferminztee.

Warzen

Überall verbreitete Viren dringen durch kleinste Wunden in die Haut und siedeln sich dort dauerhaft an. Sie sind hoch infektiös und breiten sich auf andere Hautareale aus oder infizieren andere Menschen, sobald auch nur kleinste Blutmengen aus der Warze austreten und in andere Wunden gelangen.

Wie Apfelessig wirkt

Wie bei vielen anderen Mitteln der Volksmedizin gibt es für die Wirksamkeit des Apfelessigs gegen Warzen keine befriedigende Erklärung. Möglicherweise sorgen eine verbesserte Durchblutung und die verbesserte Beweglichkeit der Blutkörperchen dafür, dass die körpereigene Abwehr die Viren, die sich sehr schnell vermehren, besser bekämpfen kann.

Was Sie tun können

Warzenbehandlung erfordert Geduld. Mit schnellen Erfolgen können Sie nicht rechnen, die Behandlung dauert meist vier bis sechs Wochen.

Warzen-Tinktur

Gegen Warzen hilft oft eine Mischung aus einem Esslöffel Salz, das Sie in vier Esslöffeln Apfelessig auflösen. Mit dieser Tinktur betupfen Sie täglich mehrmals vorsichtig – ohne Druck und ohne zu reiben – die Warzen. Auf keinen Fall dürfen dabei Blut oder wässriges Sekret austreten. Tupfer oder Wattestäbchen öfter wechseln.

Wunden, offene

Wenn die Haut durch Stiche, Schnitte, Abschürfungen oder sehr starke Prellungen massiv verletzt wurde, tritt Blut aus. Es reinigt die Wunden und verschließt sie hermetisch durch den Schorf, um eine Infektion zu verhindern.

Wie Apfelessig wirkt
Durch seine den Stoffwechsel anregende Wirkung fördert Apfelessig die Wundheilung. Außerdem pflegt er die geschädigte Haut.

Was Sie tun können
Wunden heilen schneller, wenn Sie dreimal täglich den Jarvis Apfelessig-Trunk einnehmen. Diesen Effekt können Sie übrigens auch vorbeugend nutzen: Steht Ihnen eine Operation bevor, sollten Sie bereits einen Monat vorher mit der Apfelessig-Kur beginnen. Nach dem Eingriff sollten Sie Ihren Arzt fragen, ehe Sie mit der Kur fortfahren.
Äußerlich können Sie Apfelessig pur zur Reinigung von Wunden einsetzen. Dadurch heilen sie ebenfalls schneller, weil der Apfelessig den Stoffwechsel – und damit die Bildung von neuem Gewebe – anregt. Der Essig senkt darüber hinaus die Gefahr einer Infektion.
Nach einigen Tagen können Sie die Wunde entweder in ein Essigwasser-Bad (fünf Esslöffel auf einen Liter Wasser) halten oder ein Frotteetuch mit Essigwasser tränken und auf die Wunde legen. Dadurch weicht der Schorf auf und Sie können vorsichtig versuchen, ihn zu entfernen. Dadurch kann die Wunde schneller und besser abheilen.

Apfelessig zum Schlankwerden

Sie wissen vermutlich längst, dass sich die meisten Menschen falsch ernähren, weil sie zu viele Kohlenhydrate (also vor allem Zucker, Stärke und Mehl), Fett, Eiweiß (aus Fleisch, Fisch und Käse), aber zu wenig Vitamine, Mineralstoffe und Enzyme zu sich nehmen. Vielleicht haben Sie auch schon Gerichte aus einigen Diät-Programmen gekocht, um einige überflüssige Pfunde loszuwerden. Kurz gesagt: Sie wissen, worum es geht und woran es liegt, wenn die Waage mehr anzeigt, als gut wäre.

Die Apfelessig-Methode

Hier erfahren Sie, wie Sie die Empfehlungen seriöser Ernährungswissenschaftler zum Abnehmen mit der Unterstützung durch Apfelessig umsetzen können. Das bedeutet natürlich Veränderungen in Ihren Ess- und Trinkgewohnheiten. Wer etwas anderes behauptet, weiß entweder nicht, wovon er redet, oder versucht, Sie z. B. zum Kauf teurer Produkte zu überreden, deren Wirkung in aller Regel zweifelhaft oder sogar ungesund ist. Probieren Sie es mit Apfelessig! Er kostet pro Tag nur wenige Cents, ist frei von Nebenwirkungen und wirkt nachweislich. Allerdings gilt auch beim Thema Abnehmen: Apfelessig ist kein Wundermittel. Er kann Ihnen aber in mehrfacher Hinsicht helfen: Sie können es schaffen, deutlich weniger zu essen – und das ist bei den meisten Übergewichtigen neben der Wahl ungesunder Lebensmittel das Hauptproblem.

Mithilfe des Apfelessigs schärfen Sie Ihre Sinne und schenken sich durch das langsame, bewusste Essen viel lang anhaltenden Genuss, der Ihnen das Aufhören nach und nach immer leichter machen wird. Außerdem sorgt der Apfelessig mit seinen verdauungsfördernden Eigenschaften dafür, dass die Nahrung schneller durch Magen und Darm transportiert wird und ihre Inhaltsstoffe nicht vollständig in den Körper aufgenommen werden. Apfelessig aktiviert Enzyme, die Fett abbauen, und regt den Stoffwechsel an. Und über einen gesteigerten Stoffwechsel verbraucht der Organismus mehr Energie als üblich, sodass weniger davon in den Fettzellen landet.
Darüber hinaus können Sie mithilfe des Apfelessigs Lebensmittel, die Sie bislang schlecht vertragen haben, problemlos essen und verdauen. Und er hilft, den Körper zu entgiften. Außerdem vermeiden Sie mit Apfelessig einige unangenehme Begleiterscheinungen des Abnehmens, vor allem Körper- und Mundgeruch sowie einen bitteren, unangenehmen Geschmack auf der Zunge.
Nicht zu vergessen: Wenn Sie mithilfe von Apfelessig abnehmen, profitieren Sie von all seinen anderen Heilwirkungen, z. B. auf Blutgefäße und Durchblutung, Zellstoffwechsel, Immunsystem, …

Jarvis Apfelessig-Trunk vor jeder Mahlzeit
Das Prinzip des Abnehmens mit Apfelessig ist ganz einfach: Stellen Sie etwa eine Viertelstunde vor der Mahlzeit aus nicht zu kaltem Wasser und zwei Teelöffeln Apfelessig oder einem speziellen

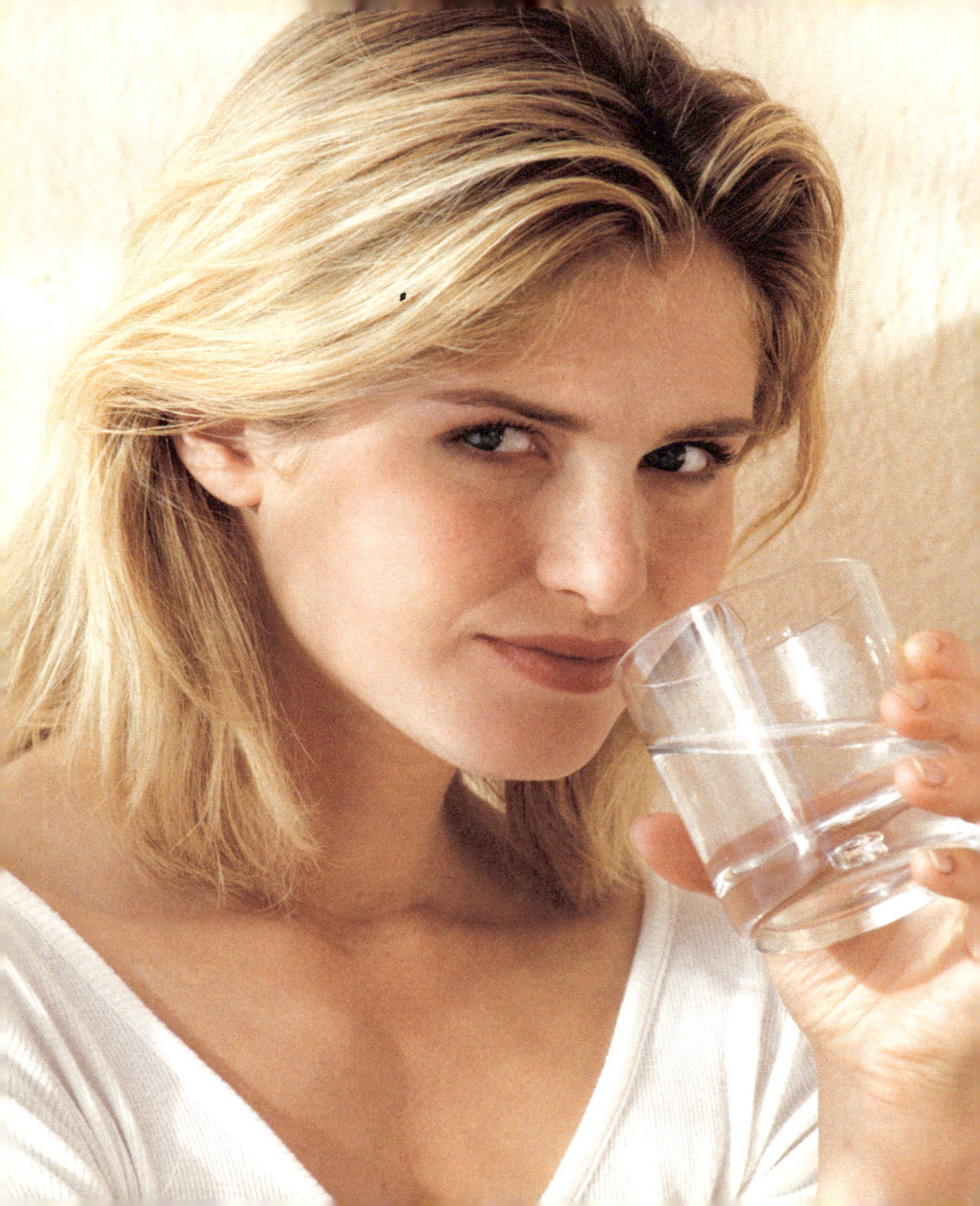

Abnehm-Essig einen Jarvis Apfelessig-Trunk her. Natürlich verbietet es sich, den Trunk mit zuckerreichem Honig zu süßen, wenn Sie abnehmen wollen. Geben Sie stattdessen ein oder mehrere Stückchen Süßstoff ins Glas, wenn Ihnen der Trunk zu sauer ist.
Nehmen Sie immer einen Schluck davon in den Mund und bewegen Sie ihn einige Momente im ganzen Mundraum hin und her, auch unter der Zunge. Dann schlucken Sie ihn hinunter und nehmen nach einigen Momenten den nächsten Schluck. Es sollte durchaus acht bis zehn Minuten dauern, bis Sie das Glas auf diese Weise geleert haben.

Sie können Ihr Hungergefühl auch reduzieren, indem Sie einfach vor dem Essen ein Glas Wasser trinken. Das war noch in der Generation unserer Großeltern ein beliebtes Mittel gegen quälende Hungergefühle, als es in den Mangeljahren des letzten Krieges und in der Nachkriegszeit nicht genügend Lebensmittel gab, um satt zu werden. Aber es wirkte nur sehr kurz und vor allem Kinder mussten damals regelmäßig mit knurrendem Magen vom Tisch aufstehen.
Nachdem Sie nun kein Wasser, sondern Ihren Apfelessig-Trunk eingenommen haben, werden Sie merken, dass Ihr Hungergefühl nachlässt; außerdem sind vermutlich Ihre Geschmacksempfindungen wesentlich feiner und Sie schmecken die Aromen der Zutaten und Gewürze intensiver. Viele Menschen entwickeln nach kurzer Zeit sogar eine Geschmacksempfindung für Fett.

Mehr noch als Trinken von Wasser dämpft ein Apfelessig-Trunk das Hungergefühl.

Versuchen Sie, diese Empfindungen im Bewusstsein zu behalten, wenn Sie zu essen beginnen. Denn sie helfen Ihnen auf der einen Seite, Ihre Mahlzeiten zu genießen, und auf der anderen Seite zu wissen, wann Ihr Hunger gestillt ist und Sie mit dem Essen aufhören sollten.

Wenn Sie noch mehr von den positiven Wirkungen des Apfelessigs profitieren wollen, bereiten Sie Gerichte zu, die im Kapitel »Rezepte mit Apfelessig« beschrieben sind. Sie sind nicht nur sehr wohlschmeckend, sondern enthalten Zutaten, die Ihnen beim Abnehmen helfen.

Tipp

Gerade wenn Sie abnehmen wollen, können Sie auch bestimmte Apfelessige, die mit Kräutern, Gemüsen oder Früchten angesetzt sind, sogenannte Heilessige, verwenden. In dem Kapitel »Hausmittel aus Apfelessig« finden Sie einige Rezepte für Heilessige, die den Hunger besonders gut dämpfen oder schnell ein Sättigungsgefühl erzeugen. Abgesehen davon regen sie die Verdauung und den Stoffwechsel noch stärker an als reiner Apfelessig.

Tipps zum Abnehmen, sinnvolle Ernährung und Bewegung

- Füllen Sie Ihren Teller gut, aber nicht zu voll. Das Auge isst mit und ein kaum gefüllter Teller signalisiert dem Unterbewusstsein, dass Sie nicht satt werden. Also lieber ein wenig mehr auftun, sie müssen ja nicht alles aufessen.

- Genießen Sie jede Zutat Ihrer Mahlzeit. Schmecken Sie die einzelnen Aromen von Gemüse, Fleisch, Fisch, Beilagen, Brot, Wurst, Käse, Marmelade, … heraus.
- Nehmen Sie sich Zeit für jeden einzelnen Bissen. Das ist am Anfang ungewohnt und wird nicht bei jedem Bissen klappen, aber »Übung macht den Meister«.
- Kauen Sie jeden Bissen mindestens 20- bis 25-mal. Auch das müssen sich die meisten Menschen erst antrainieren. Auf diese Weise wird die Nahrung optimal für die weitere Verdauung in Magen und Darm vorbereitet und Sie werden nicht so schnell wieder Hungergefühle bekommen.
- Nehmen Sie den nächsten Bissen erst, wenn Sie den vorherigen gekaut und geschluckt haben.
- Füllen Sie Gabel oder Löffel erst wieder, wenn Sie den nächsten Bissen in den Mund nehmen wollen.

Wenn Sie diese Regeln beachten, werden Sie sehr schnell spüren, wenn Ihr Hunger gestillt ist und Sie satt sind. Genau dann sollten Sie auch aufhören zu essen – und genau das ist der Punkt, an dem vielleicht auch Sie mit früheren Abnehmversuchen gescheitert sind. Denn aufhören, wenn es doch noch immer schmeckt, ist nicht einfach.

Um Ihr Gewicht zu halten, nicht weiter zuzunehmen und sogar etwas abzunehmen, kann es reichen, wenn Sie den Jarvis Apfelessig-Trunk vor jeder Mahlzeit trinken wie oben beschrieben. Wenn Sie aber mehr abnehmen wollen, sollten Sie die Zutaten Ihrer Mahlzeiten bewusst auswählen und besonders die Lebensmittel reduzieren, die viele Fette und Kohlenhydrate enthalten. Streichen Sie sie nicht völlig von Ihrem Speiseplan, denn Sie sind daran gewöhnt und schätzen ihren Geschmack. Ganz darauf zu verzichten, wäre zwar ideal, birgt aber die Gefahr, dass Sie irgendwann ein unstillbarer Heißhunger darauf überfällt und Sie in Ihre alten Essgewohnheiten zurückfallen.

Keine Änderung der Ernährungsgewohnheiten und schon gar keine Abnehmdiät, wie sie in vielen Zeitschriften angepriesen werden, schafft es, größere Polster an Hüfte, Bauch und Co. zum Verschwinden zu bringen, wenn Sie Ihrem Körper nicht helfen, das überschüssige Fett zu verbrennen. Und der einzig Erfolg versprechende Weg dahin führt über die enorm energieschluckende Arbeit Ihrer Muskelzellen. Oder, anders ausgedrückt, über Bewegung.

Es macht allerdings wenig Sinn, wenn Sie mit Übergewicht und ohne jede Übung anfangen zu joggen oder eine andere Sportart zu trainieren. Fangen Sie doch einfach im Alltag an:

- Treppen laufen statt Lift oder Rolltreppen zu benutzen,
- zum Einkaufen gehen oder radeln statt Auto oder Bus zu fahren,
- zum Teigrühren Schneebesen oder Kochlöffel nehmen statt der Rührmaschine,
- den Fußboden kehren und wischen statt staubzusaugen,
- mit dem Hund Gassi gehen statt ihn in den Garten zu lassen,
- mehrmals pro Woche einen Spaziergang machen und dabei langsam das Tempo steigern.

Dabei werden die Pfunde nicht purzeln, aber stetig weniger werden, und dort, wo die Fettpolster saßen, werden sich Muskeln bilden, die es Ihnen immer leichter machen, sich zu bewegen. Dann ist Ihr Körper auch bereit für größere Herausforderungen. Ob Jogging oder Schwimmen, Skilanglauf oder Wandern, Nordic Walking oder Training an den Geräten eines Fitnesscenters – probieren Sie aus, was Ihnen am meisten Spaß macht.

Vor allem, wenn Sie noch nie oder seit vielen Jahren keinen Sport mehr gemacht haben, sollten Sie zunächst mit Ihrem Arzt besprechen, welche Sportart für Sie geeignet ist. Bei Schäden am Knie kann z. B. Jogging mehr schaden als nutzen. Zumindest für den Anfang ist es sinnvoll, sich von Profis zeigen zu lassen, wie es richtig geht. Sportvereine, Volkshochschulen und Krankenkassen bieten z. B. immer wieder Kurse für Einsteiger an, aus denen sich oft Gruppen von Teilnehmern bilden, die sich regelmäßig zum Laufen, Schwimmen etc. treffen. Und vielleicht macht Ihnen ja das Training in der Gruppe besonders Spaß …

Apfelessig für die Schönheit von Haut und Haaren

Apfelessig ist dank seiner reinigenden, desinfizierenden, geruchshemmenden und anregenden Wirkung ein ganz hervorragendes Mittel für die Körper- und Hautpflege. Seine den Stoffwechsel anregenden Bestandteile fördern auf milde Weise die Bildung neuer Zellen in den obersten Hautschichten und unterstützen so das natürliche Peeling der gesunden Haut. Doch Apfelessig kann noch mehr: Sogar für Ihre Kosmetik können Sie einige erprobte Apfelessig-Rezepturen einsetzen.

Einfache Seife – und mehr noch Schmier- und Kernseife – zerstört den Säureschutzmantel der Haut, denn Seife reagiert nicht sauer, sondern basisch, weil sie durch das Kochen von Fetten mit Natronlauge hergestellt wird. Auch viele Dusch- und Haarshampoos greifen den Säureschutzmantel an: Sie entfernen zu viel Hautfett, das Dusch- oder Waschwasser spült den salzigen Schweiß schließlich restlos weg, ohne ausreichend viel schützende Öle und Fette auf der Haut zurückzulassen. Das hat fatale Folgen, denn die Haut wird trocken, schuppig, rissig. Sie reagiert mit Brennen, Spannen oder nadelstichartigen Schmerzen auf Sonnenlicht, Druck oder auch Zug, z. B. rings um Gelenke, die bewegt werden. Außerdem trocknen die obersten Zellschichten vorzeitig aus, sterben ab und lösen sich schuppig ab.
Die Haut versucht, diese Schäden zu reparieren, indem sie die Produktion neuer Hautzellen steigert und mehr Talg absondert, um den Säure-

Eine Hautpflege mit Apfelessig unterstützt die Schönheit und Gesundheit der Haut.

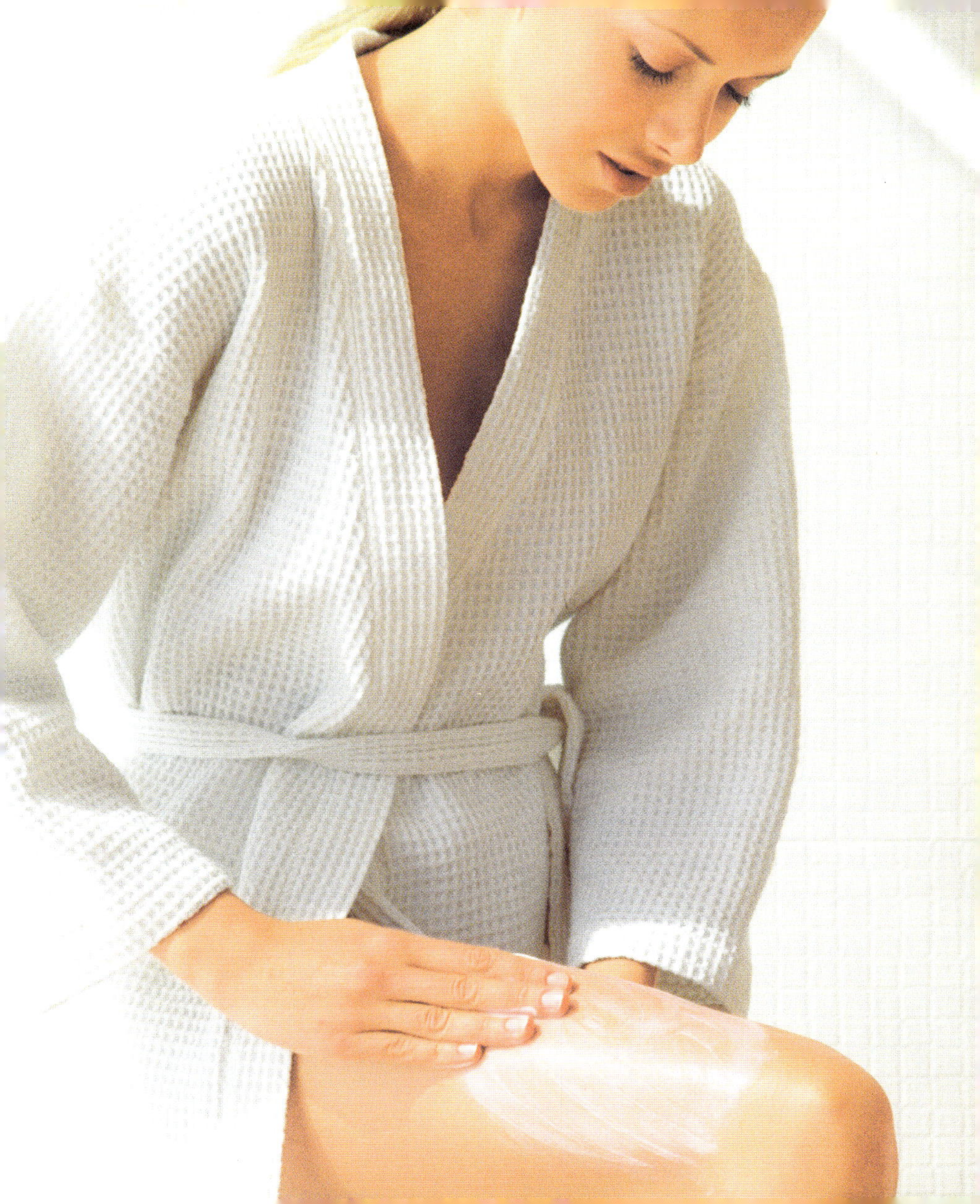

schutzmantel wieder aufzubauen. Wenn Haut oder Haare häufig mit aggressiven Shampoos oder Seifen gewaschen werden, kann es passieren, dass die Haut – vor allem die Kopfhaut – rund um die Uhr sehr viel Talg und neue Zellen produziert, auch wenn der Säuremantel eigentlich schon wieder intakt ist. Die Folge dieser krankhaften Überproduktion sind fettige – und für Unreinheiten, Pickel und Pusteln anfällige – Haut und Haare sowie oft auch eine unangenehme Schuppenbildung.

Hochwertige Seifen und Shampoos enthalten daher immer auch pflegende Fette und Öle, um die weggespülten Hautfette zu ersetzen. Sie sind auf einen leicht sauren Wert eingestellt, der dem der Haut entspricht.

Trotzdem: Auch die hochwertigsten Seifen und Shampoos können die Haut empfindlicher Menschen reizen, weil diese z. B. allergisch auf die verwendeten Wirk- und vor allem Duftstoffe reagieren. Auf der sicheren Seite sind Sie, wenn Sie seifen- und parfumfreie Haar- und Duschshampoos oder ein seifenfreies Waschstück verwenden, das auf den pH-Wert (Säurewert) der Haut eingestellt ist.

Allergische, gereizte Reaktionen der Haut auf Apfelessig sind äußerst selten. Pflegen Sie sie daher regelmäßig mit Apfelessig.

Körperpflege

Apfelessig-Regenerationslösung

Das einfachste Mittel für die tägliche Hautpflege und -regeneration nach dem Waschen, Baden oder Duschen ist eine Apfelessig-Wasser-Mischung aus drei bis vier Esslöffeln Apfelessig und einem Liter lauwar-

mem Wasser. Spülen Sie zunächst die Haut gründlich ab, um alle Seifenreste zu entfernen, und trocknen Sie sie sorgfältig mit einem weichen Frotteehandtuch. Tränken Sie einen weichen Waschlappen oder Schwamm mit der Lösung, tupfen Sie die abgetrocknete Haut damit ab oder reiben Sie das Mittel leicht ein und lassen es dann abtrocknen.
Haben Sie keine Angst vor dem Geruch des Essigs, er verfliegt sehr schnell. Nehmen Sie sich Zeit für diese Pflege. Beginnen Sie mit den Händen und Armen, machen Sie dann mit dem Bauch- und Rückenbereich sowie mit Brust und Schultern weiter. Zum Schluss kommen die Beine und dann die Füße dran. Arbeiten Sie dabei, wie bei der Massage, immer von außen her in Richtung Herz. Um den Rücken zu erreichen, können Sie einen mit der Regenerationslösung angefeuchteten Handschuh-Waschlappen über den Kopf einer Badebürste ziehen.
Diese Lösung können Sie problemlos jeden Tag nach dem Waschen, Duschen oder Baden anwenden, da sie den natürlichen Säureschutzmantel der Haut regeneriert und ihre Durchblutung verbessert. Auch im Sommer sollten Sie kein eiskaltes Wasser verwenden, weil Kälte die Durchblutung verschlechtert. Abgesehen davon werden Sie allein durch das Verdunsten der Lösung eine angenehme Kühlung verspüren.

Apfelessig-Bad

Sie können Ihrer Haut auch beim Baden etwas Gutes tun. Lassen Sie das Wasser nicht zu heiß einlaufen, geben Sie ein bis anderthalb Glas Apfelessig dazu. Mit diesem Zusatz können Sie das Bad länger genießen als mit einem Schaumbad, weil er die Haut nicht angreift, sondern – ganz im Gegenteil – regeneriert und aufbaut.

Body-Lotion mit Apfelessig
Leiden Sie unter trockener Haut, sollten Sie sicherheitshalber nach jedem Waschen, Duschen oder Baden sorgfältig eine fetthaltige Lotion oder Creme auftragen, um die Geschmeidigkeit zu erhalten. Sie können dazu auch eine Lotion aus einem Glas Apfelessig und der gleichen Menge Distel-, Nuss- oder Olivenöl verwenden. Am besten verarbeiten Sie die Zutaten in einem Mixer oder mit dem Mixstab, damit sich Essig und Öl perfekt zu einer cremigen Masse verbinden. Diese Lotion weicht bei regelmäßiger Anwendung auch starke Hornhautschichten auf, die sich vor allem an den Ellenbogen, Zehen, Ballen und Fersen bilden. Auch rissige Hände werden damit wieder weich. Dort muss die Lotion aber nach jedem Händewaschen erneut aufgetragen werden.

Gesunde Haut produziert in unzählig vielen Drüsen ständig Talg, eine Mischung aus verschiedenen Fetten, Zellen und organischen Säuren, sowie Schweiß, eine wässrige Lösung aus Mineralsalzen und Fettsäuren. Dadurch bleibt sie elastisch, geschmeidig und weich. Außerdem ist sie durch Talg und Schweiß vor den schlimmsten Angriffen aus der Umwelt geschützt: Sonnenlicht, Wind und trockene Luft. Die Drüsensekrete bilden auf der Haut eine dünne, aber hochwirksame Schicht, den Säureschutzmantel.
Bei nachlässiger Körperpflege oder nach starken Anstrengungen wachsen die in diesem Schutzmantel lebenden Bakterien, die von dem Hautfett und Bestandteilen des Schweißes leben und daraus unter anderem diverse Stickstoff- und Schwefelverbindungen sowie z. B. verschiedene Buttersäuren bilden.

Apfelessig-Wasser gegen Körpergeruch

Leiden Sie trotz regelmäßiger Körperpflege häufig an Körpergeruch, vor allem unter den Achseln und im Intimbereich, dann mischen Sie ein Glas Apfelessig mit zwei Gläsern Wasser. Tränken Sie einen Lappen damit und wringen Sie ihn gut aus. Reiben Sie mit dem feuchten Tuch die betroffenen Stellen gründlich, aber vorsichtig ab, um die Haut nicht zu reizen. Der säuerliche Essiggeruch verfliegt in kürzester Zeit, doch die Wirkung hält lange an.

Neben der Neutralisation des unangenehmen Geruchs werden vor allem seine Verursacher bekämpft: Bakterien, die das Hautfett zersetzen und dabei die unangenehm riechende Buttersäure bilden. Da der Apfelessig auch Bakterien abtötet, die eitrige Pusteln und Abszesse hervorrufen, können Sie das Mittel auch auf solchen geschädigten Hautstellen anwenden. Probieren Sie es allerdings zunächst an einer kleinen Fläche aus, um sicher zu gehen, dass es kein unangenehmes Brennen oder Schmerzen hervorruft.

Viele dieser Substanzen haben eine unangenehme Eigenschaft: Sie riechen mehr oder weniger streng und sind für einen unangenehmen, säuerlichen Körpergeruch verantwortlich. Werden sie über längere Zeit nicht abgewaschen, greifen sie die Haut mit ihren ätzenden Bestandteilen an. Dadurch kommt es zu Rötungen, Reizungen und schließlich auch Entzündungen. An den betroffenen Hautstellen ist der Säureschutzmantel zerstört, in den feinen Rissen und Schrunden können sich Bakterien,

Pilze und Schädlinge einnisten. In der Folge entstehen z. B. Abszesse oder eitrige Pusteln.

Gesichtspflege

Da jede Haut sehr individuell auf intensive Pflege reagiert, sollten Sie die folgenden Rezepturen zunächst an einer Stelle ausprobieren, wo die Haut zwar dünn und empfindlich, aber auch gut zu schützen ist, falls Sie einen der Bestandteile nicht vertragen. Gut geeignet ist dafür die Innenseite des Unterarms. Tragen Sie die Lösungen und Masken zuerst dort auf und beobachten Sie mindestens zehn Minuten lang, ob Sie an dieser Hautstelle eine Veränderung spüren. Rötet sich die Haut, beginnt sie zu jucken oder zu spannen, dann spülen Sie das Mittel sofort ab, trocknen die Haut vorsichtig und cremen sie mit einer medizinischen Hautsalbe oder mit Ringelblumensalbe sorgfältig ein.
Da die Gesichtshaut manchmal noch empfindlicher reagieren kann, sollten Sie auch bei den ersten richtigen Anwendungen sehr sorgfältig auf mögliche Reaktionen achten. Gönnen Sie Ihrer Haut ein wenig Zeit, um sich an die neuen Mittel zu gewöhnen, und lassen Sie sie anfangs nicht zu lange einwirken.Wir haben ein einfaches Grundrezept für eine Gesichtsmaske zusammengestellt, das Sie nach eigener Erfahrung mit weiteren Zutaten ergänzen können, z. B. mit Avocados, Quark, Zitronensaft, Gurken, Honig o. Ä. Sie können die Grundmischung aber auch ohne weitere Zutaten anwenden, besonders wenn Sie eine empfindliche Haut besitzen oder unter mehreren Allergien leiden.

Apfelessig-Sahne-Gesichtsmaske
Diese Gesichtsmaske ist ein Hausmittel gegen faltige Haut.
Zutaten:
Schnee von 1 Eiweiß
1 EL Sahne
½ TL Apfelessig
20 Tropfen Rosenwasser (Apotheke)
20 Tropfen Benzoetinktur (Apotheke).
Rühren Sie diese Zutaten für eine Gesichtsmaske zusammen.
Tragen Sie die Maske auf Gesicht und Dekolleté auf. Rings um die Augen muss die Haut frei bleiben. Legen Sie ein dünnes, angefeuchtetes Tuch über die Maske und lassen Sie diese mindestens 30 Minuten lang einwirken. Waschen Sie die Maske mit warmem Wasser ab und beruhigen Sie die Haut durch Abtupfen mit kaltem Wasser. Diese Maske können Sie zweimal wöchentlich auflegen, wenn Sie sie gut vertragen.

Die folgende Maske ist noch einfacher zuzubereiten und sehr schnell anzuwenden:
Apfelessig-Joghurt-Gesichtsmaske
Zutaten:
½ TL Apfelessig
1 EL Stärke oder Mehl
1 Becher Sahnejoghurt
Vermischen Sie die Zutaten zu einem Brei und tragen Sie diesen als Maske auf Gesicht und Dekolleté auf. Nach 30 Minuten die Maske warm abwaschen und kalt nachspülen.

Besonders anspruchsvolle Haut können Sie mit folgender Maske nachhaltig straffen und pflegen:

Apfelessig-Eigelb-Gesichtsmaske

Zutaten:

1 Eigelb
½ Becher Joghurt
10 g Mandelöl
10 g Lebertran
2 EL Gurkensaft
½ TL Apfelessig
1 EL Stärke

Schlagen Sie das Eigelb mit dem Joghurt schaumig und rühren Sie die übrigen Zutaten darunter. Diese Mischung tragen Sie auf Gesicht und Dekolleté auf, lassen Sie eine halbe Stunde einwirken und antrocknen. Dann waschen sie die Reste warm ab und spülen kalt nach. Dieses Rezept reicht für zwei Behandlungen im Abstand von zwei Tagen. Die Maske darf nicht länger als zwei Tage im Kühlschrank aufbewahrt werden.

Apfelessig hilft auch gegen unreine Haut. Unreine Haut ist fast immer auch sehr fettig, weil die Talgdrüsen zu viel Sekret absondern; hinzu kommt, dass sich oft einzelne Drüsen entzünden. Die Haut bekommt kaum noch Luft und ist daher in den betroffenen Regionen sehr angegriffen. Bakterien können in die Haut eindringen und Infektionen auslösen. Die Folge sind schmerzempfindliche, eitrige Pickel, wie sie häufig erstmals während der Pubertät auftreten. Aber auch viele Erwachsene leiden

darunter. Neben falscher Pflege können u. a. auch hormonelle Fehlsteuerungen oder eine angeborene Veranlagung zu fettiger Haut als Ursache infrage kommen.
Hier erweisen sich die desinfizierenden, fettlösenden und durchblutungsfördernden Eigenschaften des Apfelessigs als sehr wirkungsvoll – vor allem, weil er ja auch den Säuremantel wieder aufzubauen hilft. Für die Reinigung der Haut gibt es unter den bekannten Hausmitteln verschiedene Rezepte, jedoch mit einigen für derart angegriffene Haut problematischen Pflanzenextrakten oder Fruchtfleisch. Da unreine, pickelige Haut aber ohnehin bereits sehr stark gereizt ist, sollten Sie zunächst nur das folgende, ganz einfache Rezept ausprobieren.

Apfelessig-Gesichtswasser für fette und unreine Haut
Mischen Sie fünf Esslöffel Wasser mit fünf Esslöffeln Apfelessig und füllen Sie diese Mischung in ein Fläschchen. Sie sollte kühl gelagert und innerhalb einer Woche verbraucht werden.
Geben Sie ein paar Spritzer des Gesichtswassers auf einen Wattebausch oder ein Kosmetikpad und reiben Sie damit die betroffenen Hautpartien gründlich ab. Männer können das Gesichtswasser auch hervorragend als Rasierwasser nutzen. Es beruhigt die Haut, bindet Reste vom Rasierschaum, kühlt angenehm und beugt Infektionen vor, die durch mikroskopisch kleine Wunden entstehen können.

Apfelessig-Eiweißschnee zum Sommersprossenbleichen
Sommersprossen sollte man nur dann bleichen, wenn man sie wirklich als sehr belastend empfindet. Die gebleichte Haut ist sehr empfindlich

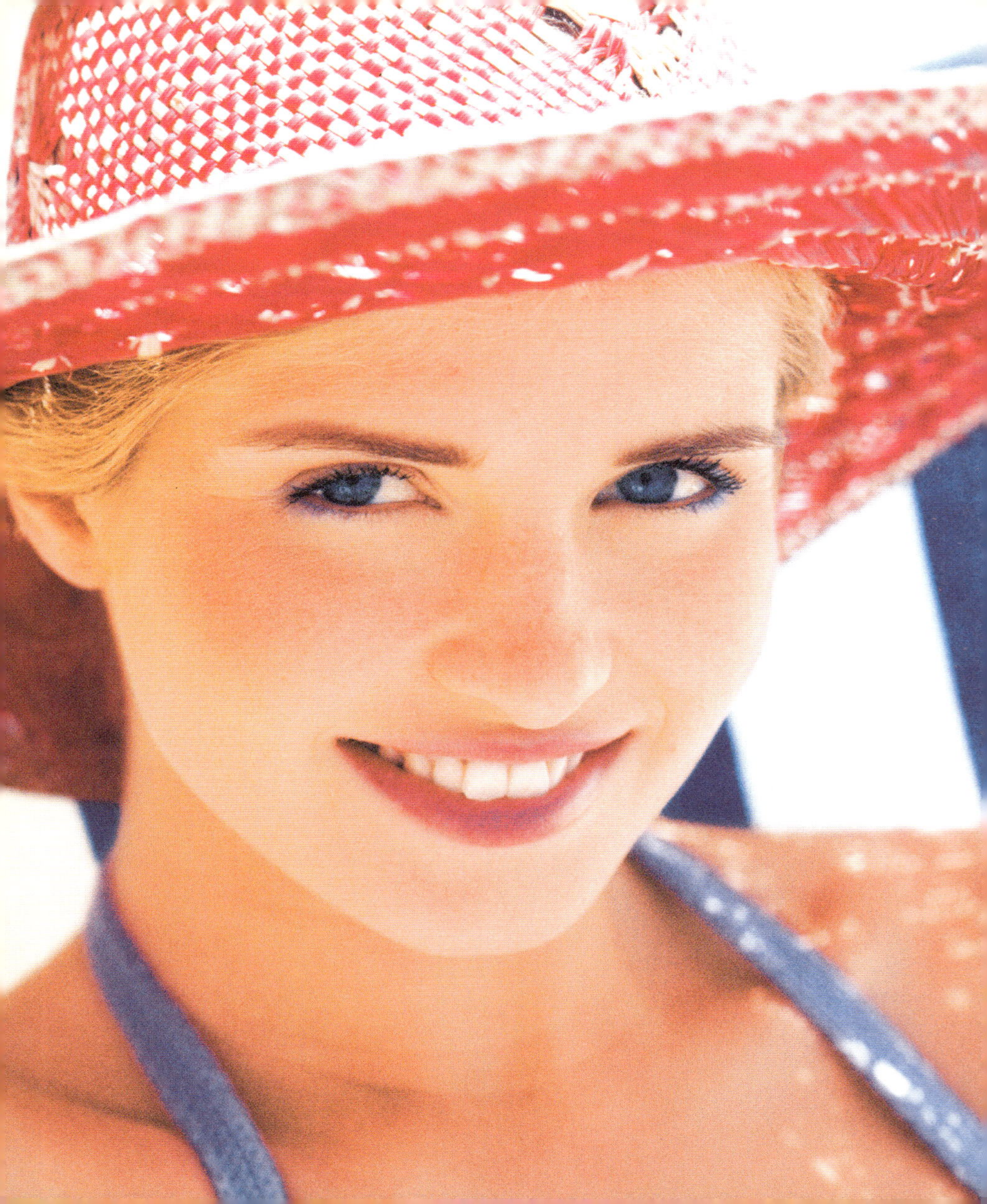

und muss daher besonders intensiv vor Sonnenstrahlung geschützt werden. Also nie ohne Hut oder Schirmmütze das Haus verlassen!

Folgendes Mittel hat sich bewährt
Zutaten:
Schnee von 1 Eiweiß
3 EL Apfelessig
1 Becher Joghurt
1 EL sehr fein gemahlene Mandeln
Alle Zutaten zum Eiweißschnee dazurühren. Tragen Sie die Masse abends auf das Gesicht auf und lassen Sie sie eintrocknen. Die Reste waschen Sie erst am nächsten Morgen wieder ab. Testen Sie das Mittel zunächst an einer kleinen Hautstelle auf seine Verträglichkeit, ehe Sie es großflächig anwenden. Wegen seiner Reizwirkung sollten Sie es nicht öfter als dreimal hintereinander anwenden. Dann braucht die Haut erst einmal Zeit zur Erholung, ehe Sie bei Bedarf einen weiteren Versuch starten.

Hand- und Fußpflege

Creme für rissige Hände
20 g Mandelöl
30 g Glyzerin
20 g Kölnisch Wasser
50 g Apfelessig

Wenn man Sommersprossen bleicht, ist die Haut besonders empflindlich und muss gut vor der Sonne geschützt werden.

Mischen Sie die Zutaten gründlich. Füllen Sie die Mischung in ein Fläschchen aus dunklem Glas und bewahren Sie es im Kühlschrank auf. Mit diesem Pflegemittel reiben Sie die Hände zwei bis dreimal täglich ein.

Fußbad, auch gegen Fußpilz und -geruch

Baden Sie Ihre Füße in Apfelessigwasser (drei bis vier Esslöffel auf einen Liter Wasser). Geben Sie ein halbes bis ein Glas davon ins Wasser, das je nach Jahreszeit und eigener Vorliebe kalt, kühl oder warm sein kann. Dieses Bad wirkt auch hervorragend gegen Fußpilz, wenn Sie es regelmäßig durchführen.

Bad gegen Fußschweiß

Geben Sie eine Tasse Apfelessig in zwei Liter Wasser und baden Sie die Füße 15 bis 20 Minuten in dem kühlen oder warmen Wasser. Lassen Sie die Füße anschließend gründlich abtrocknen – auch zwischen den Zehen.

Hilfe bei Hühneraugen und Schwielen

Bereiten Sie ein Fußbad aus neutraler Schmierseife (zwei Esslöffel auf zwei Liter möglichst heißes Wasser). Baden Sie die Füße darin 15 Minuten lang. Dann trocknen Sie die Füße gründlich ab und beträufeln das Hühnerauge oder die Hornhautschwiele mit einigen Tropfen Apfelessig. Wiederholen Sie die Prozedur an mehreren Tagen hintereinander, bis die Hornhaut so weich ist, dass Sie sie vorsichtig mit einer Schere oder Pinzette entfernen können.

Alternative: Geben Sie zehn Gramm fein geschnittene, frische Efeublätter in eine halbe Tasse Apfelessig, lassen Sie den Ansatz einen halben Tag lang ziehen. Legen Sie dann die feuchten Efeublätter auf die betroffene Stelle, befestigen Sie die Auflage mit einer Mullbinde und lassen Sie sie mindestens eine Stunde einwirken. Das ganze mehrere Male wiederholen, dann ein heißes Seifenwasser-Fußbad machen und das Hühnerauge vorsichtig von Hand oder mit einer stumpfen Pinzette ablösen.

Haarpflege

Apfelessig-Haarspülung
Spülen Sie die Haare nach dem Waschen mit einer Apfelessig-Wasser-Mischung aus drei Tassen Wasser und vier bis sechs Esslöffeln Apfelessig. Das frischt die natürlichen Farben auf, macht das Haar weich und verleiht ihm einen gesunden Glanz.

Apfelessig-Kräuter-Haarspülung
Geben Sie vier bis sechs Esslöffel Apfelessig auf einen Aufguss von Kräutern (drei Teelöffel auf drei Tassen Wasser; die Kräuter mit dem kochenden Wasser überbrühen und zehn Minuten ziehen lassen).
Gegen fettiges Haar gelten Salbei und Schachtelhalm als hochwirksam. Dünnes, glanzloses Haar wirkt bald wieder gesünder, wenn Sie es mit einem Aufguss aus Rosmarin und Klettenwurzel spülen. Sie können mit der gleichen Mischung auch die Kopfhaut massieren, um Haarausfall zu bekämpfen bzw. ihm vorzubeugen.

Shampoo gegen Schuppen und fettiges Haar
Waschen Sie Ihr Haar – je nach Haarlänge – statt mit Shampoo mit ein bis zwei Eigelben, die Sie mit etwas Wasser vermischen. Massieren Sie die Kopfhaut nur leicht und lassen Sie die Masse dann 15 Minuten lang einwirken. Danach spülen Sie das Haar gründlich mit einem Liter warmem Wasser, dem Sie zwei Esslöffel Apfelessig zugesetzt haben. Zum Schluss nochmal mit etwas frischem Apfelessigwasser (ebenfalls zwei Esslöffel pro Liter Wasser) nachspülen.

Massage-Essenz gegen Haarausfall
Gegen erblich bedingten Haarausfall hilft bis heute kein Kraut. Ist jedoch eine Krankheit die Ursache, kann folgendes Rezept helfen. Stellen Sie eine Massage-Essenz her, indem Sie folgende Bestandteile mischen:
½ Tasse Rosenwasser
1 TL Klettenextrakt
1 EL Brennnesselextrakt
5 Tropfen Lavendelessenz
½ Tasse 90-prozentiger Alkohol
3 EL Apfelessig

Massieren Sie die Kopfhaut mit der Massage-Essenz (zwei bis drei Esslöffel davon) täglich ein- bis zweimal gründlich ein.

Die Heilessige

Nichts auf der Welt ist so gut, dass man es nicht noch verbessern könnte. Der Apfelessig bietet dafür eine ganze Reihe hervorragender Möglichkeiten, denn die Essigsäure ist ein hochwirksames organisches Lösungsmittel, das Sie nutzen können, um die Wirkstoffe von Heilkräutern, aber auch von Früchten und Gemüsen optimal zu nutzen.

Setzen Sie die Zutaten mit gutem Apfelessig an – ähnlich wie für Ansatzschnäpse oder Liköre. Sie geben ihre Wirkstoffe in den Essig ab. Auf diese Weise können Sie für praktisch alle Beschwerden, aber auch zur Vorbeugung ganz spezielle Heilessige selber herstellen und wie den Apfelessig-Trunk einnehmen oder für spezielle Anwendungen einsetzen.

Suchen Sie ein oder mehrere Heilkräuter bzw. Obst- oder Gemüsesorten, die bei Ihren Beschwerden als wirksam gelten (s. Auflistung unten), die Ihre Abwehr steigern, Herz und Kreislauf oder das Nervensystem stärken, Hautprobleme bekämpfen … Ihrer Kreativität sind keine Grenzen gesetzt: Nutzen Sie Ihr Heilwissen und Ihre persönlichen Erfahrungen!

Übrigens: Viele Kräuter- oder Obstessige schmecken ganz hervorragend; Sie können sie auch für spezielle Gerichte in Ihrer Küche verwenden, z. B. Himbeer-, Zitronen-, Estragon- oder Knoblauchessig.

So geht es:

Verwenden Sie eine Flasche mit möglichst weitem Hals, einen verschließbaren Krug oder ein Einmachglas. Füllen Sie die Zutaten ein, geben Sie den Apfelessig darüber und verschließen Sie das Gefäß. Schwenken Sie dann das Gefäß, bis die Zutaten vollkommen vom Apfelessig bedeckt und gleichmäßig verteilt sind. Der Ansatz muss bei frischen Kräutern, Früchten und Gemüsen mindestens zwei Wochen, mit getrockneten Kräutern etwa vier Wochen ziehen, ehe Sie ihn verwenden können.

Für einen halben Liter Apfelessig benötigen Sie:

- 1 Tasse getrocknete Kräuter oder
- 2 ½ Tassen frische, fein gehackte Kräuter oder
- ca. 200 g Püree aus Früchten und/oder Gemüsen (Mixer oder Gemüsereibe).

Lassen Sie den Essig-Ansatz bei Raumtemperatur, aber nicht über 20 °C, reifen. Sobald der Heilessig fertig ist, gießen Sie ihn durch ein feines Sieb ab und füllen ihn in eine verschließbare Flasche.

Wenn Sie nicht alle unten angegebenen Zutaten für einen Heilessig bekommen, ist dies nicht schlimm; in jeder Mischung sind mehrere Zutaten erhalten, die sich in ihrer Wirkung teilweise überschneiden. Die Heilkraft des Essigs kann dann zwar unter Umständen etwas vermindert sein, doch wirksam ist der Heilessig auf jeden Fall.

Tipp

Sie können die Ansatzzeit von Heilessigen aus getrockneten Kräutern beschleunigen, indem Sie die Kräuter in kochendes Wasser (eine halbe bis eine Tasse Wasser pro Tasse Kräuter) geben und 15 Minuten ziehen lassen. Diese Mischung füllen Sie in das Ansatzgefäß. Bereits nach etwa zwei Tagen können Sie den Essig anwenden: Gießen Sie die jeweils benötigte Menge vorsichtig ab, die Kräuter bleiben in dem Ansatz. Dieser Essig wirkt nicht so intensiv, weil durch die Hitze ein Teil der Wirkstoffe zerstört ist, kann aber bei akuten Beschwerden helfen, die Wartezeit zu überbrücken, bis ein zweiter, kalt angesetzter Essig reif ist.

Früchte in Apfelessig

Kaufen Sie unbedingt ungespritzte Früchte und Gemüse aus Bio-Anbau. Schneiden Sie alle schadhaften Stellen großzügig heraus. Pürieren Sie die Früchte samt der gründlich abgebürsteten Schale jeweils in gleicher Menge.

Obstessig gegen Blähungen: Johannisbeeren, Grapefruit und Heidelbeeren

Obstessig gegen Bronchitis: Johannisbeeren, Holunderbeeren, Grapefruit

Obstessig gegen Gelenkschmerzen, Arthritis: Himbeeren, Pflaumen, Ananas und Papaya

Obstessig gegen grippalen Infekt: Kiwi, Orange, Mango, Papaya und Weintrauben

Obstessig gegen Osteoporose: Sultaninen, Birnen, Datteln, Pfirsiche

Obstessig zum Abnehmen und als Appetitzügler: Wassermelone, Ananas, Grapefruit

Gemüse in Apfelessig

Gemüseessig gegen Bluthochdruck: Sellerie, Paprika, Zwiebel, Rotkohl. Chicorée
Gemüseessig gegen Durchblutungsstörungen: Fenchel, Rettich, Knoblauch, Zwiebeln
Gemüseessig gegen Übergewicht: Sellerie, Spargel, Kürbis, Topinambur
Gemüseessig gegen Husten und Bronchitis: Meerrettich, Rettich und Honig

Heilkräuter in Apfelessig

Kräuteressig gegen Akne: Orangen, Brombeeren, Erdbeeren (am besten Walderdbeeren), Aprikosen, Pfirsiche
Kräuteressig gegen Arteriosklerose: Knoblauch, Bischofskraut, Ginkgo, Gewürznelken
Kräuteressig gegen Bluthochdruck: Weißdorn, Piment, Knoblauch
Kräuteressig gegen Hautpilz: Kreuzkümmel, Gewürznelken
Kräuteressig gegen Husten: Thymian, Spitzwegerich, Fenchel, Salbei
Kräuteressig gegen Krampfadern: Steinklee, Waldmeister
Kräuteressig gegen Sodbrennen: Anis, Fenchel, Schafgarbe, Koriander
Kräuteressig gegen Nebenhöhlenentzündung, Schnupfen: Kiefernnadeln, Kamille, Eukalyptus
Kräuteressig gegen Schlafstörungen: Baldrian, Hopfen, Johanniskraut, Weißdorn

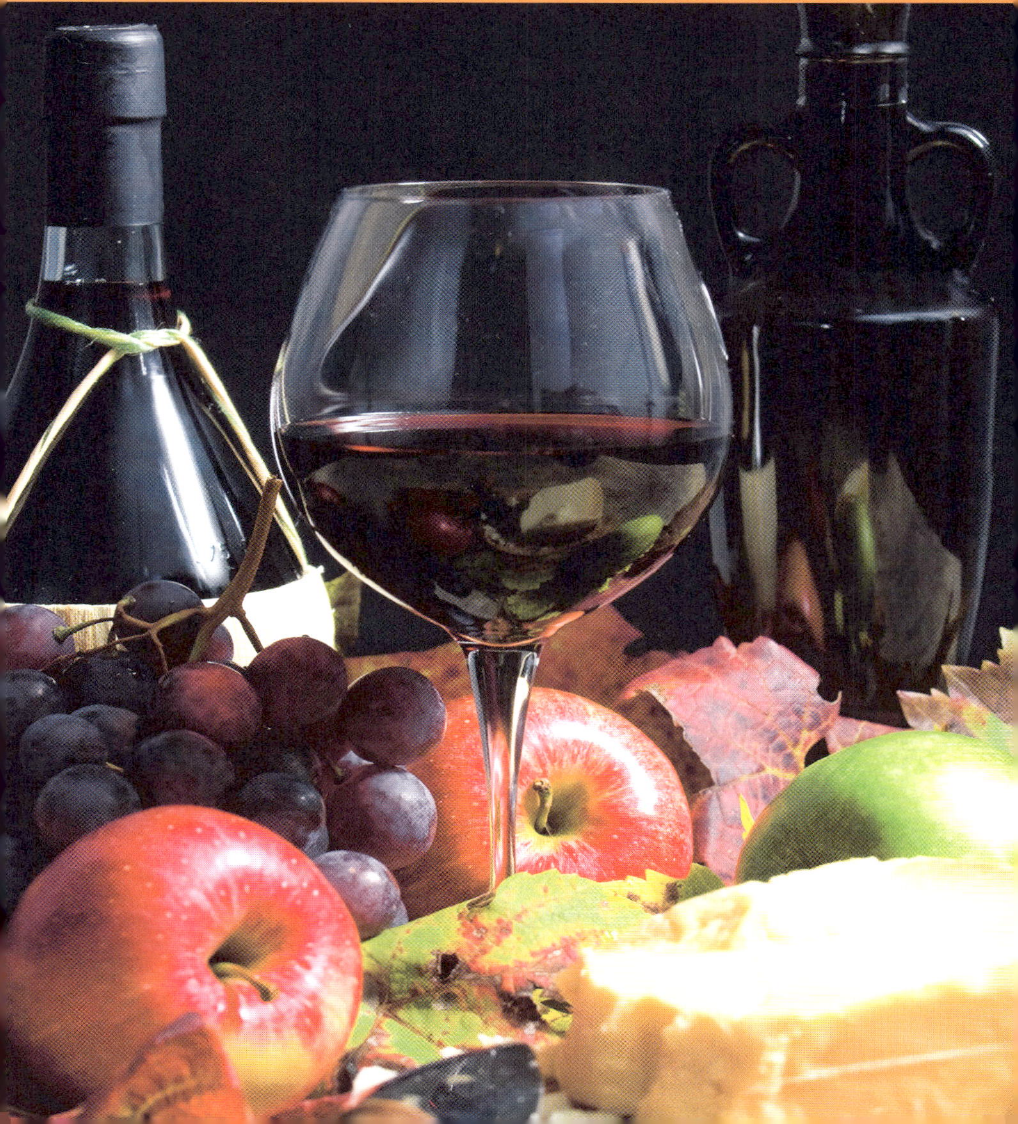

Rezepte

Einführung

Apfelessig präsentiert Ihnen seine heilenden, vorbeugenden und anregenden Wirkungen auf besonders angenehme Weise, wenn Sie ihn einfach täglich in der Küche verwenden. Es gibt kaum eine andere Zutat, die aus vielen Ihrer Lieblingsgerichte sozusagen eine Medizin macht, die schmeckt und Ihrem Körper hilft, Beschwerden zu lindern und sich vor Krankheiten zu schützen. Sie müssen sich dafür an keine neuen Aromen gewöhnen und brauchen keine schwer erhältlichen Zutaten.
Verwenden Sie einfach Apfelessig, wofür Sie bislang normalen Essig, Zitronensaft, Sauerrahm (stattdessen ein bis zwei Teelöffel Apfelessig auf einen Becher Sahne), Buttermilch (ein bis zwei Teelöffel Apfelessig auf einen Viertelliter fettarme Milch) oder eine andere säuerliche Zutat genommen haben. Dosieren Sie den Apfelessig zunächst eher gering und würzen Sie beim Abschmecken eventuell teelöffelweise nach.

Sie können viele Gerichte geschmacklich verfeinern und leichter verdaulich machen, indem Sie ihnen einige Esslöffel Apfelessig zugeben, z. B. zu Linsen-, Bohnen- und Erbsengerichten. Aufgeschlagene Soßen, wie die berühmte Sauce Hollandaise, oder auch Soßen auf der Basis von Mehlschwitzen bekommen durch ein paar Tropfen Apfelessig den letzten Pfiff. Abgesehen davon liegen sie nicht so schwer im Magen, da Apfelessig die Produktion der Magen- und Darmsekrete anregt und dadurch die Verdauung fördert. Das gilt natürlich auch für kalt gerührte Soßen wie Mayonnaise und Remoulade.

Verwenden Sie Apfelessig auch, um Wild und anderes Fleisch zu beizen. Zusammen mit Lorbeerblättern, Wacholderbeeren, Senfkörnern, Nelken, Zwiebeln, Suppengrün und Kräutern nach Geschmack legen Sie das Fleisch in einer Mixtur aus drei Teilen Wasser und einem Teil Apfelessig ein. Lassen Sie es einige Tage ziehen – als Faustregel gilt: pro Kilogramm Fleisch mindestens ein bis zwei Tage (Das Fleisch muss im Kühlschrank ziehen, es hält sich so eine Woche bis zehn Tage). Die Enzyme im Apfelessig machen selbst langfaseriges, ansonsten zum Braten kaum geeignetes Fleisch sehr zart und gut verdaulich – einmal abgesehen davon, dass es in der gebeizten Variante besonders gut schmeckt. Verwenden Sie einen Teil der Beize als Aufgussflüssigkeit, dann wird jede Bratensoße praktisch von allein zu einem kulinarischen Erlebnis.

Tipps

Wenn Sie gebundene Soßen zu gebeizten Braten mögen, dann lassen Sie doch in der letzten halben Stunde der Garzeit entweder einen Soßen-Lebkuchen oder ein, zwei Scheiben möglichst dunkles Roggenbrot in der Soße mitkochen. Damit erhalten Sie ein ganz hervorragendes Aroma und sparen sich das Anrühren von Mehl oder Stärke. Sobald Brot oder Lebkuchen mitkochen, müssen Sie gelegentlich umrühren, damit nichts am Topfboden haften bleibt.

Für eine hellere Soße können Sie statt Sahne bis zu einem halben Becher Buttermilch einrühren. Das ist übrigens auch eine gute Möglichkeit, eine zu sauer geratene Soße zu retten.

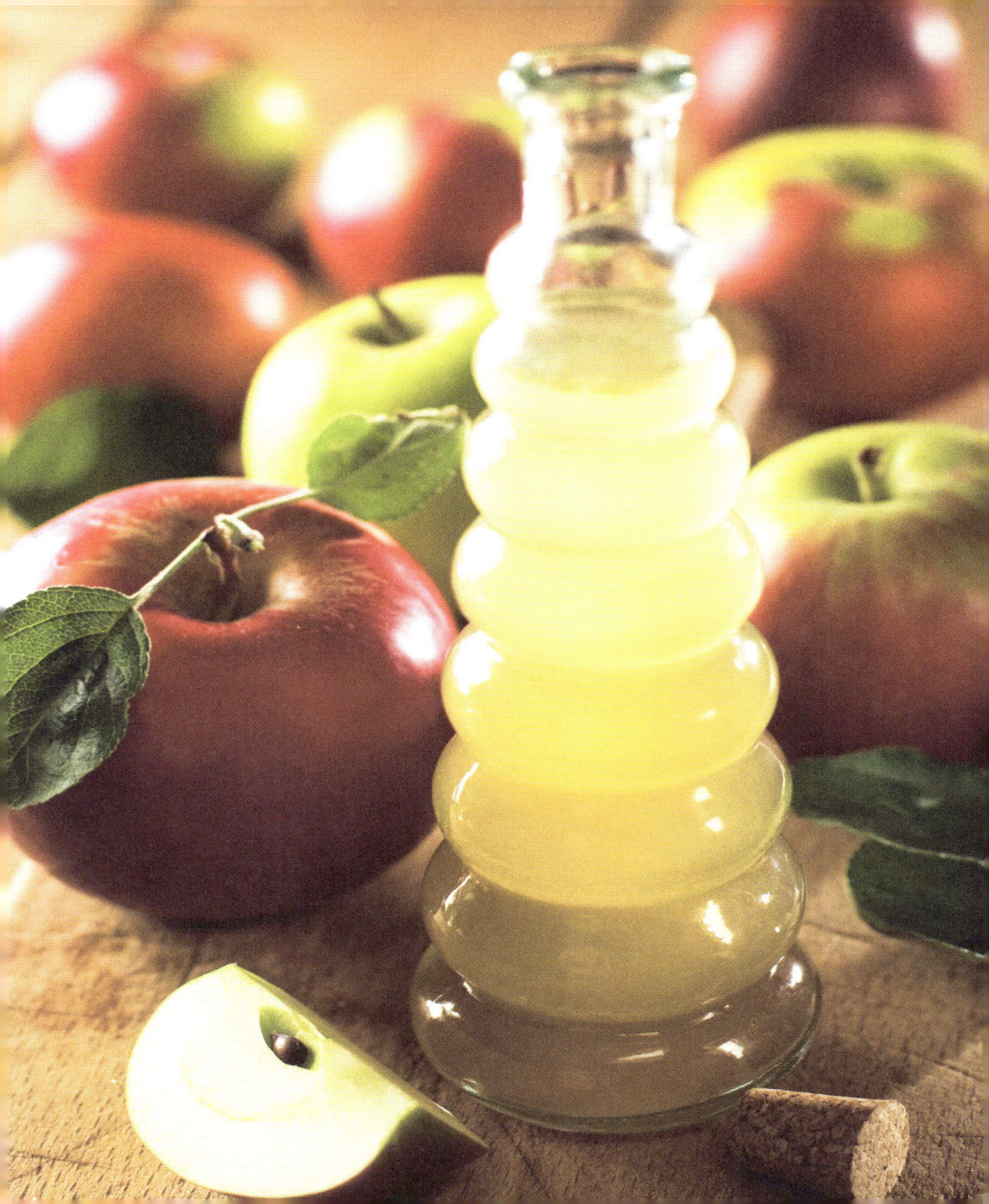

Wollen Sie Fleisch, Fisch und Gemüse, ja sogar Käse einige Tage lagern, schlagen Sie es in feuchte Tücher ein, die Sie mit Apfelessigwasser getränkt haben (einen Esslöffel auf einen Viertelliter Wasser). Geben Sie es dann in einen Plastikbeutel oder ein gut schließendes Gefäß. Das beugt Schimmelbefall, Austrocknen und Verfärbungen vor und Sie können die Lebensmittel getrost ein paar Tage länger im Kühlschrank aufbewahren.

Früchte in Gelee sowie Sülzen mit Fleisch, Gemüsen oder Wurst schmecken angenehm frisch, wenn Sie den Sud samt der aufgelösten Gelatine mit Apfelessig abschmecken. Denken Sie aber daran, den Apfelessig beim Abmessen der Flüssigkeitsmenge mit zu berücksichtigen, sonst kann es passieren, dass die Sülze nicht richtig fest wird.

Ist Ihnen ein Gericht zu salzig geraten, so können Sie es mit einer Mischung aus einem Esslöffel Apfelessig und einem Esslöffel Zucker retten, die sie tropfenweise zugeben, bis der salzige Geschmack neutralisiert ist.

Die hier angegebenen Rezepte sind, wenn nicht anders vermerkt, für vier Personen gedacht. Viel Spaß beim Kochen und weiterem Experimentieren mit Apfelessig!

Vorspeisen

Forellen-Cremesuppe

350–400 g geräuchertes Forellenfilet
2 EL Mehl
1–2 EL Butter
750 ml Fisch- oder Gemüsebrühe
1 Becher Sahne
3 EL halbtrockener Weißwein
3–5 EL Apfelessig
1 EL Worcestersauce
Salz, Pfeffer
frisch gehackte Kräuter, z. B. Thymian, Estragon oder Petersilie

Die Forelle gründlich nach Gräten absuchen und diese herausziehen. Die Filets – ohne Haut! – in kleine Stücke schneiden und auf einem Teller beiseitestellen.
Das Mehl mit der Butter ca. zehn Minuten anschwitzen. Es sollte höchstens hellgelb werden. Die heiße Brühe angießen, mit dem Schneebesen kräftig verrühren, bis keine Klümpchen mehr zu sehen sind. Aufkochen und bei schwacher Hitze im offenen Topf ca. zehn Minuten köcheln lassen. Dabei immer wieder am Topfboden entlang umrühren, damit sich nichts ansetzt.
Sahne, Wein, Apfelessig, Worcestersauce zufügen, mit Salz und Pfeffer abschmecken. Kurz aufkochen lassen, die Forelle hinzufügen und kurz heiß werden lassen.
Suppe in einer Terrine oder auf Tellern mit den gehackten Kräutern bestreuen und sofort servieren.

Kürbissuppe

1 Kürbis, ca. 1,5–2 kg
1 Zwiebel
2 TL Butter
1 l Gemüsebrühe
1 kleiner Becher Crème fraîche
Salz, Pfeffer
gemahlener Ingwer, Cayennepfeffer nach Geschmack
1 TL Apfelessig
Dill, Petersilie oder Liebstöckel, fein gehackt

Kürbisfleisch würfeln oder grob reiben. Zwiebel würfeln und in der Butter andünsten. Kürbis dazugeben und ca. fünf Minuten mitdünsten. Brühe zugeben und die Suppe 30 Minuten kochen. Crème fraîche unterheben, mit Salz, Pfeffer, eventuell Ingwer und/oder Cayennepfeffer würzen. Apfelessig zugeben. Zum Servieren mit den Kräutern bestreuen.

Obst-Käse-Rohkost

100 g Zwetschgen
100 g Weintrauben
1 Apfel
1 Birne
50 g Hart- oder Schafskäse
2 TL Apfelessig
wenig Muskatnuss
weißer Pfeffer

Zwetschgen entsteinen und in Scheiben oder Streifen schneiden. Weintrauben halbieren und entkernen. Apfel und Birne in Achtel schneiden, Kernhaus entfernen, in feine Scheiben schneiden. Käse reiben bzw. Schafskäse mit der Gabel zerdrücken, mit Apfelessig, Muskatnuss und Pfeffer verrühren, eventuell mit ein bis zwei Esslöffeln Wasser flüssiger machen. Mit den Früchten vermischen.

Salate

<u>Avocadosalat</u>

3 Avocados
1 große Zwiebel
1 kleine Salatgurke
4 Fleischtomaten
2 rote Paprikaschoten
1 Becher Crème fraîche
1 Becher Joghurt
2 EL Apfelessig
1 Knoblauchzehe
Salz
Cayennepfeffer
Tabasco
1 Bund Dill, gehackt

Avocados halbieren, entkernen, schälen, dünne Scheiben schneiden und auf einer Salatplatte anrichten. Darüber die in Ringe gehobelte Zwiebel, Gurke und Tomaten, beide in Scheiben geschnitten, und die in dünne Streifen geschnittene Paprika anrichten.
Crème fraîche, Joghurt, Apfelessig und fein gehackten Knoblauch verrühren, mit den Gewürzen abschmecken, Dill unterheben und das Dressing auf dem Salat verteilen.

<u>Fenchelsalat</u>

150 g Fenchel
(mittelgroße Knolle)
2 säuerliche Äpfel
1 Becher Joghurt
1 EL Crème fraîche
1 EL Apfelessig
etwas Zitronensaft
1 EL Honig

Fenchel in feine Streifen schneiden. Äpfel (mit Schale) vierteln, in feine

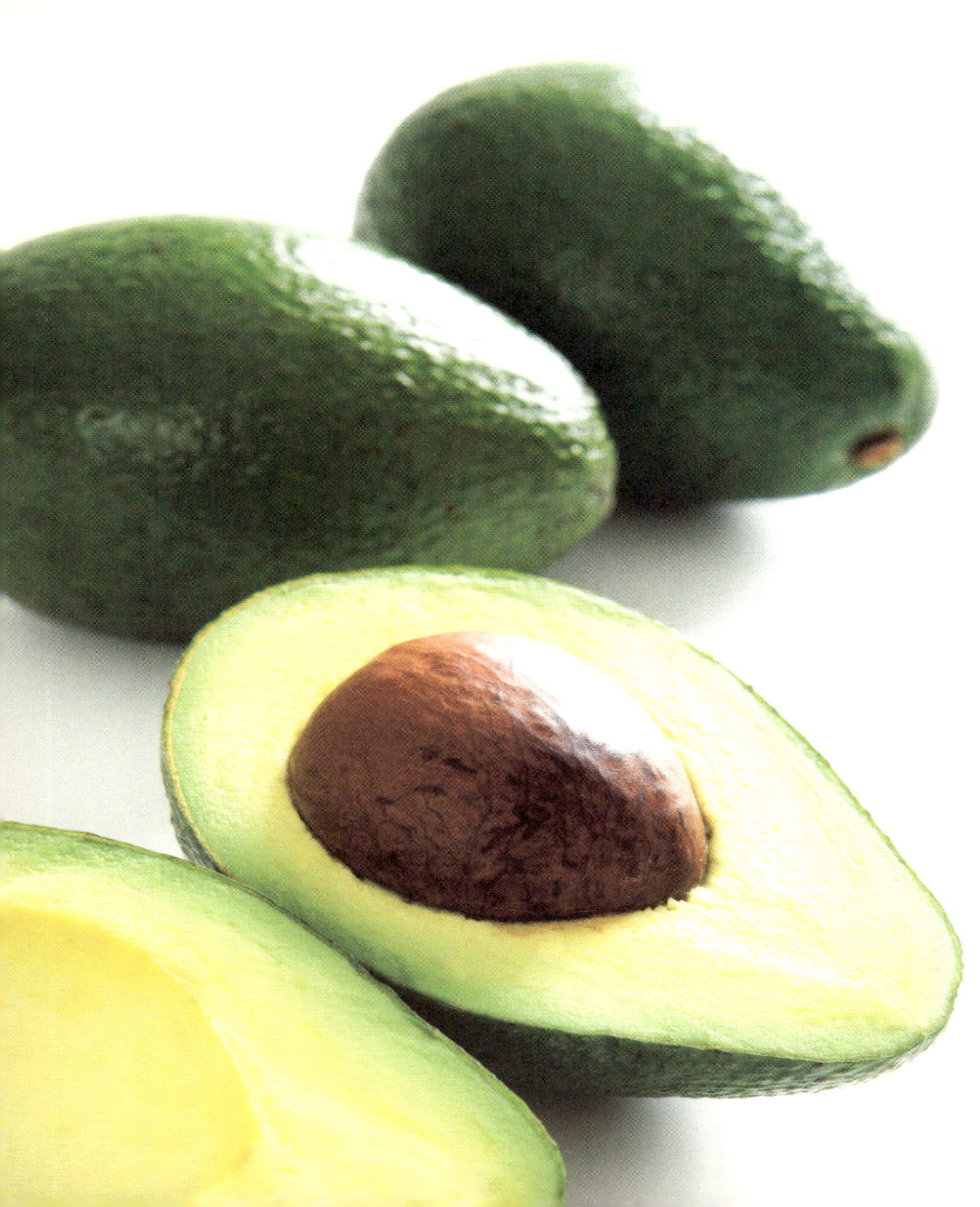

Scheiben schneiden. Joghurt, Crème fraîche, Apfelessig, Zitronensaft und Honig zu einer Marinade rühren. Mit Fenchel und Apfelscheiben mischen.

Rettichsalat

1 großer Apfel	2 TL Öl
1 mittelgroßer schwarzer Rettich	1 kleine Zwiebel
1 EL Apfelessig	50 g Hüttenkäse
Salz	Schnittlauch

Apfel schälen, Kernhaus entfernen, raspeln. Rettich schälen und raspeln. Beides sofort mit dem Apfelessig vermischen. Salz, Öl, gewürfelte Zwiebel und Hüttenkäse dazugeben, gut vermischen und mit Schnittlauch bestreuen.

Rotkrautsalat mit Austernpilzen

Ca. 400 g Rotkraut, fein gehobelt oder geschnitten	1 kleine Zwiebel
	2 säuerliche Äpfel
1 TL Zucker	2 EL Mehl
1 TL Salz	1 EL Butter
1 EL Apfelessig	2 EL Sonnenblumenöl
300 g Austernpilze	1–2 EL Apfelessig
Pfeffer	

Das Rotkraut mit Zucker, Salz und Apfelessig gründlich vermischen und eine halbe Stunde ziehen lassen. Die Pilze gründlich putzen, abbrausen, salzen und pfeffern. Zwiebel schälen und in feine Würfel schneiden, die Äpfel entkernen und in kleine Würfel oder feine Scheiben schneiden.

Tipp:
Verwenden Sie die Äpfel ungeschält, das schmeckt besonders gut!

Pilze im Mehl wenden und in einer sehr heißen Pfanne in Butter auf beiden Seiten goldbraun braten.
Äpfel, Öl, Apfelessig zum Rotkraut geben und kräftig mischen. Den Salat auf Tellern anrichten, die heißen Pilze dazugeben und sofort servieren.

Hauptgerichte

Gulaschtopf Gärtnerin

750 g Rindergulasch
2 Zwiebeln
2 EL Öl
2 TL Paprika edelsüß
etwas Tomatenmark
750 ml heiße Brühe oder Wasser
2 Karotten
500 g Kartoffeln
1 EL Butter
500 g Gemüse der Saison (mindestens 2 Sorten, z. B. grüne Bohnen, Lauch, Zucchini, Auberginen, Erbsen)
Salz, Pfeffer
Paprika mild und scharf
Apfelessig nach Geschmack

Fleisch in nicht zu große Stücke schneiden, Zwiebeln grob würfeln. In Öl anbraten, nach fünf Minuten Paprika und Tomatenmark zugeben und (nicht zu stark) mitbraten. Mit Brühe ablöschen, Bratenfond sorgfältig lösen und das Fleisch weich schmoren.
Inzwischen Karotten und Kartoffeln würfeln, in der Butter dünsten, nach zehn Minuten die anderen Gemüse zugeben. Alles sollte am Schluss noch Biss haben.
Sobald das Fleisch weich ist, die Gemüse zugeben und den Gulaschtopf mit Salz, Pfeffer, Paprika und Apfelessig abschmecken.

Miesmuscheln à la Pino
(für 2 Personen)

2 große Zwiebeln	1 Lorbeerblatt
1 Karotte	Salz, Pfeffer
1 reife Fleischtomate	2–4 Zehen Knoblauch
2 EL Olivenöl	Thymian
250 ml trockener Weißwein	Estragon
1 l Fisch- oder Gemüsebrühe	1,5 kg Miesmuscheln
4–6 EL Apfelessig	

Zwiebeln in sehr feine Ringe schneiden oder hobeln, die Karotte in feine Stifte oder Scheiben schneiden, die gehäutete und von Kernen befreite Tomate fein würfeln. Zwiebeln mit Olivenöl anbraten, bis sie leicht bräunen, die anderen Gemüse zugeben, kurz mitbraten. Mit Wein und Brühe aufgießen, zum Kochen bringen, Apfelessig, Lorbeer, Gewürze, Knoblauch und Kräuter zugeben. Die sorgfältig geputzten Muscheln in den

Sud geben (nur fest geschlossene Muscheln verwenden), bei geschlossenem Deckel aufkochen und bei reduzierter Hitze etwa zehn Minuten ziehen (nicht kochen!) lassen. Mehrmals umrühren, damit alle Muscheln das Aroma des Suds annehmen können. Achtung: Muscheln, die jetzt noch fest geschlossen sind, essen Sie bitte nicht!

Putenstreifen

1 Karotte
1 mittelgroße Zwiebel
4 Putenschnitzel, je ca. 180 g
Salz, Pfeffer
1 EL Oliven- oder Kürbiskernöl
100 ml Weißwein
1 EL Apfelessig
100 ml Geflügelbrühe
Petersilie, gehackt
1–2 EL Marmelade (Aprikose, Mango o. Ä.)
2 kleine Dosen Mais oder Erbsen, extra fein
½ Becher Crème fraîche

Den Backofen auf 80 °C vorheizen. Die Karotte schälen und in feine Streifen oder Würfel schneiden, die Zwiebel häuten und fein würfeln. Das Putenfleisch in Streifen schneiden, mit Salz und Pfeffer würzen, mit dem Öl einpinseln.
In einer beschichteten Pfanne das Fleisch kräftig, aber kurz anbraten, in eine Schale geben und im Backofen warm stellen.
In der Pfanne Karotte und Zwiebel anrösten, mit Wein, Essig und Brühe ablöschen. Die Marmelade, den Mais bzw. die Erbsen zufügen und ca. zehn Minuten bei mittlerer Hitze kochen lassen. Eventuell etwas Wasser nachgießen. Im Mixer oder mit dem Mixstab pürieren, dadurch erhält die Soße eine tolle Bindung ohne Fett und Mehl.

Mit Salz, Pfeffer sowie nach Geschmack Marmelade oder Apfelessig abschmecken, das Fleisch zugeben und servieren.
Dazu passt Reis oder Kartoffelpüree.

Tipp:
Sie können die Putenschnitzel der Länge nach so in drei Streifen schneiden, dass sie an einem Ende noch zusammenhalten. Flechten Sie die Streifen zu Zöpfen und stecken sie mit einem Zahnstocher fest – das sieht auf dem Teller originell und appetitlich aus!

Schwäbische Linsen
(für 2 Personen)

250 g braune Linsen
1 Bund Suppengrün
1 Karotte (eventuell)
1 kleines Lorbeerblatt
1 Tasse gekörnte Gemüsebrühe
Salz, Pfeffer
Apfelessig nach Geschmack

Die Linsen über Nacht in kaltem Wasser einweichen, dann garen sie schneller. Das Suppengrün sowie eventuell noch eine weitere Karotte putzen und würfeln. Linsen, Gemüse und Lorbeerblatt in einem Topf mit der Brühe aufkochen und 30 bis 45 Minuten köcheln lassen, bis die Linsen weich sind. Mit Salz und Pfeffer abschmecken. Auf den Tisch kommt eine Flasche Apfelessig zum Selberwürzen.
In Schwaben isst man dazu Spätzle und »Saitenwürst«, also Wiener Würstchen.

Soßen, Dips und Chutneys

Aprikosen-Apfel-Chutney

500 g Aprikosen
500 g Äpfel
250 g Trauben
100 g Rosinen
500 g Zwiebeln
1 TL Salz
einige Nelken
einige Wacholderbeeren
2 EL Senfkörner
1 Ingwerwurzel
1 TL Kurkuma
knapp 500 ml Apfelessig
250 g Zucker

Aprikosen mit kochendem Wasser überbrühen, dann die Haut abziehen, halbieren und entsteinen, Kerngehäuse der Äpfel herausschneiden. Obst klein schneiden, Zwiebeln grob hacken. Alle Zutaten vorsichtig erhitzen und gut aufkochen lassen, dann den Zucker einrühren und bei kleiner Hitze ca. 30–50 Minuten zu einem festen Mus einkochen lassen. Heiß in verschließbare Gläser füllen.

French Dressing mit Apfelessig

1 EL Apfelessig
2 EL Rotwein
3 EL Olivenöl
1 EL Dijonsenf
1 EL gehackte Kräuter
1 Prise Pfeffer, 1 Prise Salz

Alle Zutaten miteinander verrühren und mit Pfeffer und Salz abschmecken.

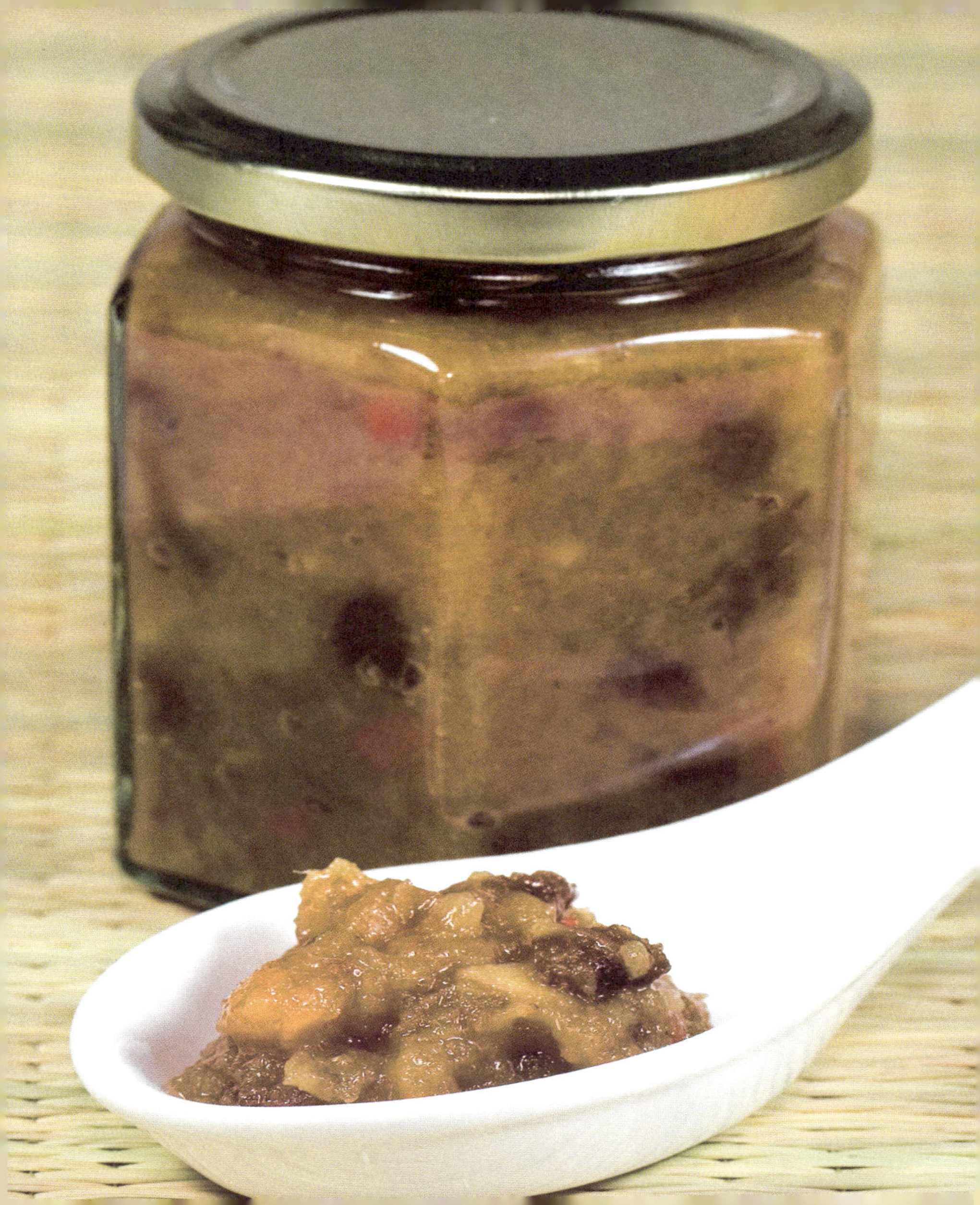

Früchte-Zwiebel-Chutney

500 g Pflaumen
500 g Äpfel
500 g Tomaten
500 g Trauben
100 g Rosinen
1 kg Zwiebeln
5–10 Knoblauchzehen
1 TL Salz
1 Lorbeerblatt
3–4 Wacholderbeeren
2–3 Nelken
1 Ingwerwurzel
750 ml Apfelessig
250 g Zucker oder Honig
5 EL Senfkörner

Die vorbereiteten Früchte (ohne Kerne, Äpfel und Tomaten auch ohne Schale) in kleine Stücke schneiden. Die Zwiebeln grob und den geschälten Ingwer fein hacken. Alles zusammen mit dem Knoblauch und den Gewürzen in einen großen Topf geben und den Apfelessig darübergießen. Das Chutney vorsichtig erhitzen, bis es kocht. Den Zucker zufügen und das Chutney köcheln lassen, bis es eine breiartige, feste Konsistenz hat. Das Chutney kochend heiß in gut gespülte (Marmeladen-)Gläser füllen.
Chutneys halten bei kühler Lagerung etwa drei Monate.

Hausmacher-Senf

5–6 EL Apfelessig
50 g Senfkörner (gelb oder braun)
30 g Rohrzucker oder Honig
1 EL Olivenöl
1 TL Salz
1 TL Kurkuma
1 Msp. Cayennepfeffer
Pfeffer

In einem kleinen Tiegel die Senfkörner mit dem Apfelessig aufkochen. Bei Bedarf esslöffelweise Wasser zugeben. Alle Zutaten – bis auf das Öl – noch heiß in den Mixer oder den Mixbecher des Stabmixers geben und den Senf gründlich pürieren. Zum Schluss das Öl langsam untermixen. Der Senf muss vier bis sechs Tage reifen, ehe er probiert werden kann.

Kräuterdip

2 hart gekochte Eier
2 TL frischer Schnittlauch
2 TL Oregano
1 EL Kapern
200 g Quark
3–5 EL Apfelessig
4 EL Distel- oder Sonnenblumenöl
1 TL Senf
Salz, Pfeffer

Die Eier pellen und klein schneiden, die Kräuter und Kapern fein hacken, mit dem Quark und den übrigen Zutaten gut vermischen.
Schmeckt zu Gemüse, zu Kartoffeln oder Steaks, als Brotaufstrich.

Kräuterdressing

1 Frühlingszwiebel
je 1 EL frisches Basilikum und Dill, frisch
1 hart gekochtes Ei
1–2 EL Apfelessig
Saft von ½ Zitrone
Salz, frisch gemahlener Pfeffer
3 EL Olivenöl

Frühlingszwiebel und Kräuter fein hacken, Ei pellen und klein würfeln. Die Zutaten mit Essig und Zitronensaft verrühren, mit Salz und Pfeffer abschmecken, zuletzt das Olivenöl unterrühren.

Dieses Kräuterdressing schmeckt hervorragend zu Gurkensalat, Thunfischsalat und gekochten Kartoffeln.

Salatsoße

2 EL Olivenöl
1 EL Apfelessig
Senf
frische Kräuter
¼ TL Salz
schwarzer Pfeffer

Die Zutaten zu einer Marinade rühren oder mixen. Nach Geschmack ein bis zwei Esslöffel Apfelsaft oder Honig zugeben. Als Variation eine halbe oder eine zerdrückte Knoblauchzehe, etwas Sardellenpaste oder einen Esslöffel Mayonnaise dazugeben.

Tomatenketchup

2 kg ganz reife Tomaten
5 Zwiebeln
500 ml Apfelessig
4 EL Honig
Knoblauch nach Belieben
1TL Paprika rosenscharf
1 Prise Muskatnuss
Salz
3 Lorbeerblätter
1 TL weiße Pfefferkörner
1 TL Nelken
1 TL Koriander
2 TL Thymian
2 TL Liebstöckel
1 Bund Petersilie

Tomaten waschen, Zwiebeln schälen, alles in grobe Stücke schneiden, mit Essig und Honig eine halbe Stunde kochen. Alle anderen Zutaten dazugeben und dick einkochen. Die gehackten Kräuter am Schluss einige

Minuten mitkochen lassen. Abschmecken – für Kinder eventuell noch mehr Honig zugeben –, Ketchup durch ein Sieb streichen, noch einmal kurz aufkochen, heiß in Gläser füllen und sofort verschließen.

Desserts

Apfel-Bananen-Quark

500 g Quark (20% Fett)
1 Becher Joghurt, 3,5%
3 EL Zitronensaft
2 TL Apfelessig
1 EL Honig
1 Vanillezucker
2 Bananen, reif
1 Apfel, festfleischig, säuerlich
evtl. Haselnuss-Krokant

Quark, Joghurt, Zitronensaft, Apfelessig, Honig und Vanillezucker mit dem (Stab)-Mixer schaumig rühren. Die Bananen schälen, in nicht zu dicke Scheiben schneiden, in den Quark geben und nochmals durchmixen. Apfel schälen, entkernen und in Spalten teilen. Daraus feine Scheiben schneiden und sofort in den Quark geben.
Zum Servieren mit Haselnuss-Krokant bestreuen (wer mag).

Buttermilchcreme mit Früchten

3 Blatt Gelatine
400 g Beeren oder andere Früchte
3–4 EL Zitronensaft
1 TL aromatischer Apfelessig
40–60 g Zucker
gut 500 ml Buttermilch
eventuell etwas Minze

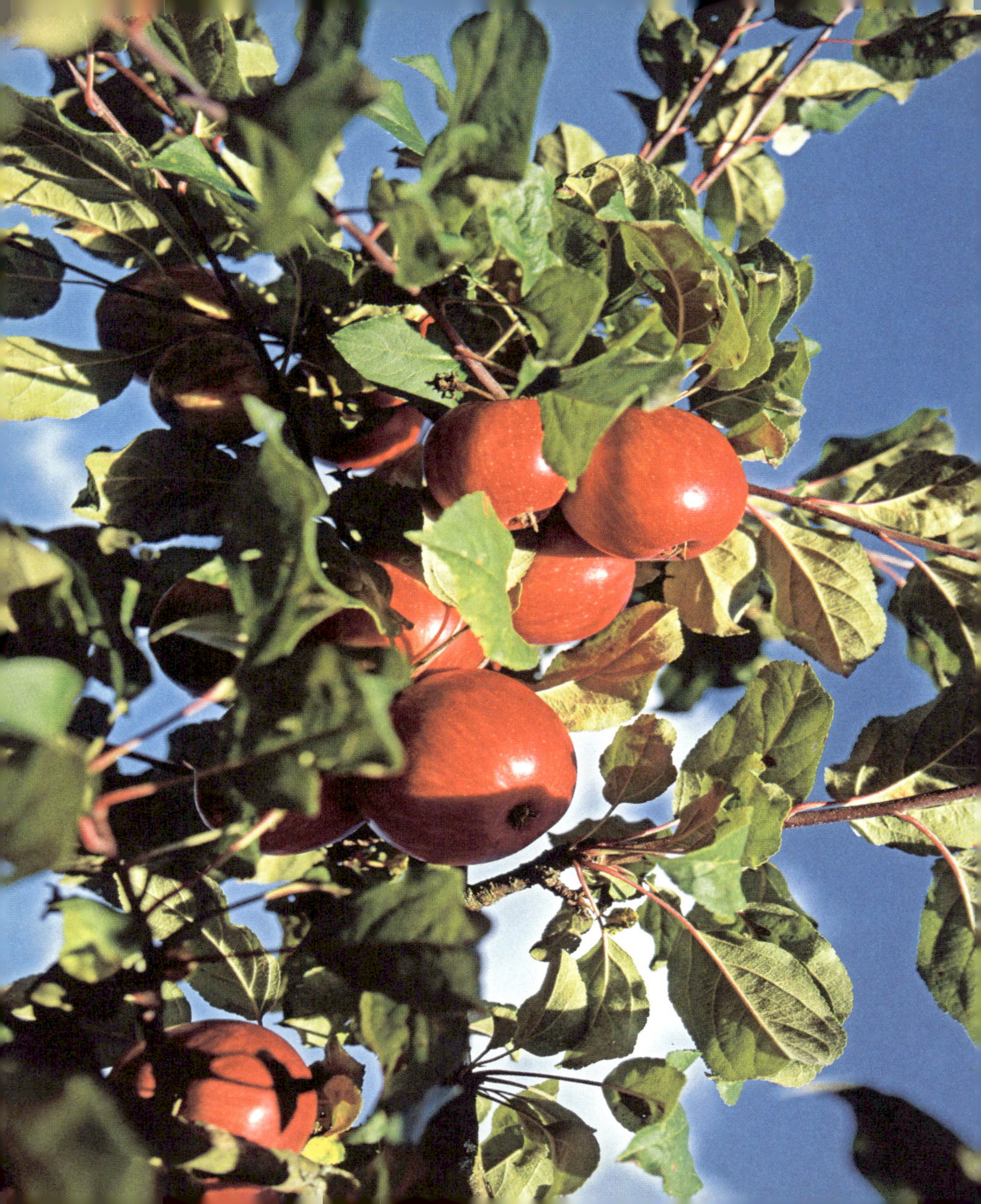

Die Gelatine in kaltem Wasser einweichen, die Beeren waschen und klein schneiden. Zitronensaft, Apfelessig, Zucker (Menge je nach Säuregehalt der Beeren) und fünf Esslöffel der Buttermilch in einem kleinen Topf erwärmen und die ausgedrückte Gelatine zugeben. Rühren, bis die Gelatine vollständig aufgelöst ist. Dann schnell in die restliche Buttermilch einrühren.
Nach Geschmack gehackte Minzblätter unter die Früchte mischen, alles in Dessertschalen oder -gläser geben. Nach frühestens zwei Stunden im Kühlschrank ist die Creme fest und kann serviert werden.

Tipp für den Haushalt
Apfelessig wirkt auch hervorragend als Raumluft-Erfrischer, wenn Sie in der Küche oder im Esszimmer eine Schale mit einem Teil Apfelessig und einem Teil Wasser zum Verdunsten aufstellen.

Anhang

Der Autor

Nach seinem Biologiestudium erlernte Peter K. Köhler das journalistische Handwerk. Er arbeitet als freier Autor vorwiegend in den Bereichen Gesundheit und Medizin/Naturmedizin. Mit den heilenden Wirkungen des Apfelessigs hat er sich schon vor vielen Jahren eingehend beschäftigt. Peter Köhler lebt in Augsburg.

Bildquellen

Fotos auf den folgenden Seiten: www.fotolia.com:
S. 2 © Yuma58, S. 15 © GeoM, S. 23 ©Volker Wille, S. 37 © Raffalo, S. 42 © Torsten Schon, S. 57 © Liv Friis-larsen, S. 83 © Yuri Arcurs, S. 97 © Valua Vitaly, S. 110 © Lev Dolgatsjov, S. 151 © Thomas Perkins, S. 155 © Dušan Zidar, S. 160 © Worytko Pawel, S. 167 © Birgit Kutzera, S. 172 © fge
Foto S. 31: © Waltraud Bauerle, MEV Verlag
Fotos auf den folgenden Seiten: © Pierre Bourrier, www.photoalto.com:
S. 51, S. 65, S. 73, S. 90, S. 103, S. 119, S. 126, S. 133, S. 142

Kompetente Hilfe aus der sanften Medizin

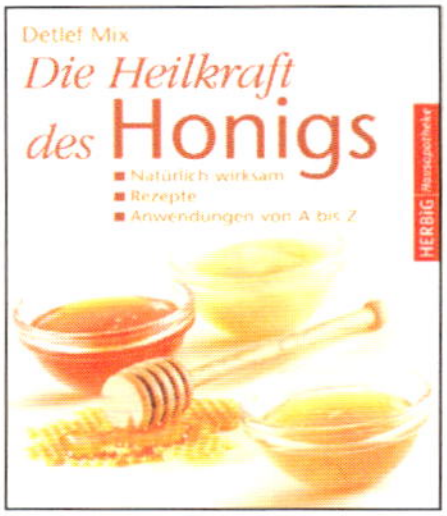

192 S., ISBN 978-3-7766-2498-4

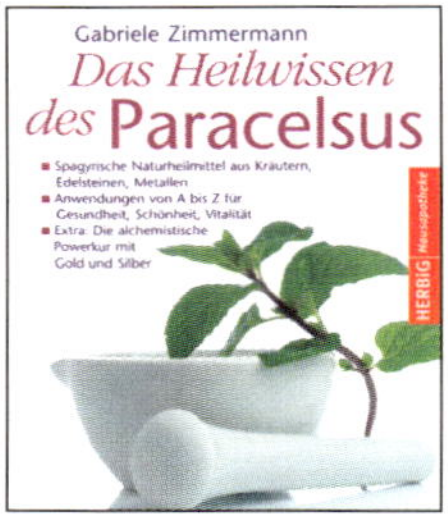

176 S., ISBN 978-3-7766-2603-2

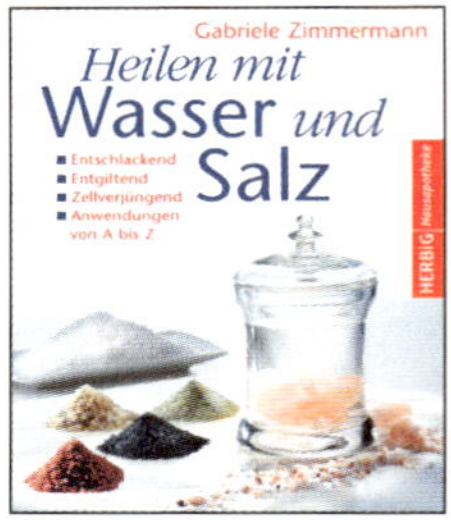

176 S., ISBN 978-3-7766-2570-7

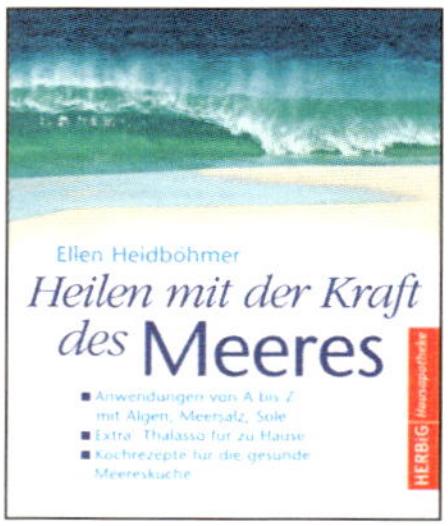

192 S., ISBN 978-3-7766-2602-5

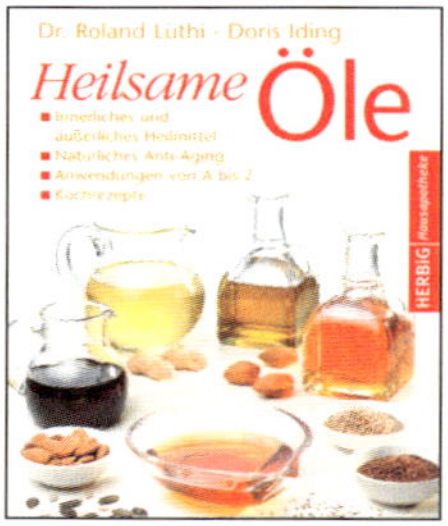

176 S., ISBN 978-3-7766-2585-1

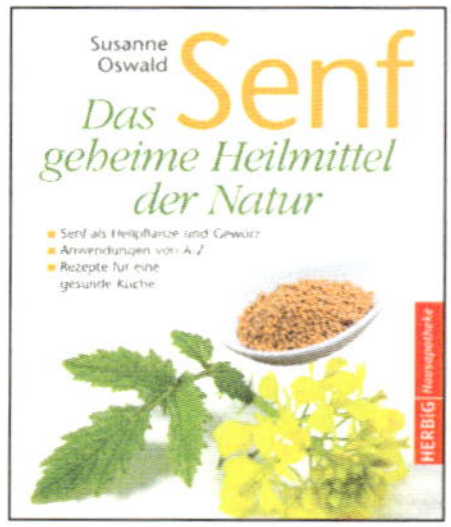

176 S., ISBN 978-3-7766-2623-0

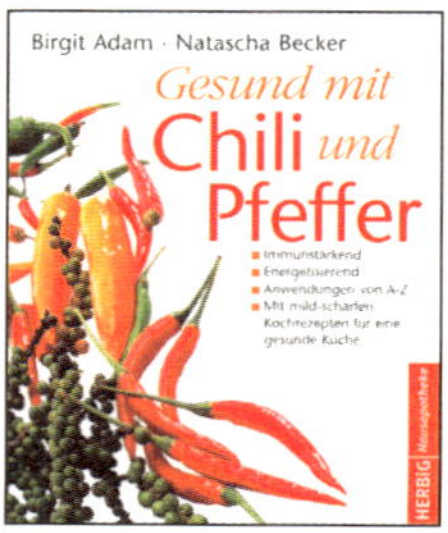

176 S., ISBN 978-3-7766-2622-3

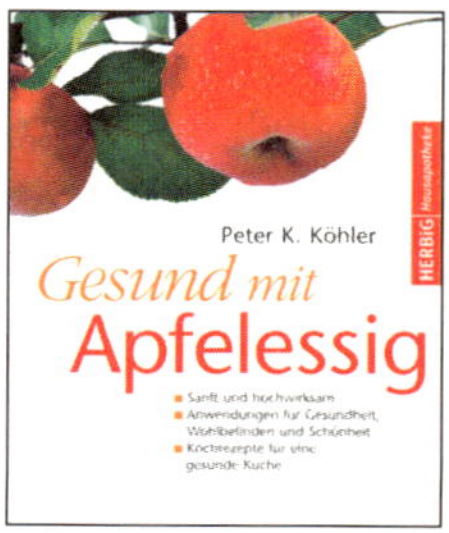

176 S., ISBN 978-3-7766-2638-4

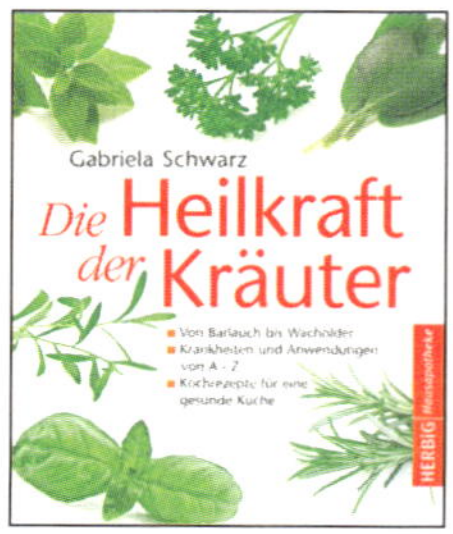

176 S., ISBN 978-3-7766-2637-7

HERBiG | Hausapotheke

Informationen zu allen Herbig Hausapotheke-Ratgebern unter www.herbig-verlag.de